难病奇方系列丛书（第四辑）

少腹逐瘀汤

总主编　巩昌镇　马晓北

编　著　王莹莹　杨　莉

中国健康传媒集团·北京

中国医药科技出版社

内 容 提 要

《少腹逐瘀汤》为《难病奇方系列丛书》之一，设上、中、下三篇，分别从理论研究、临床应用、实验研究对少腹逐瘀汤予以阐述。包括少腹逐瘀汤的来源、组成用法、功效主治、古今医家的论述，少腹逐瘀汤在内科、外科、妇科、儿科、男科、其他病证中的临床应用、病案举例以及少腹逐瘀汤的制剂研究、药理研究等。

该书内容丰富，实用性强，适用于中医临床工作者及中医药爱好者阅读参考。

图书在版编目（CIP）数据

少腹逐瘀汤/王莹莹，杨莉编著 . —北京：中国医药科技出版社，2013. 1（2025. 7 重印）.

（难病奇方系列丛书 . 第 4 辑）

ISBN 978 - 7 - 5067 - 5654 - 9

I. ①少… II. ①王… ②杨… III. ①少腹逐瘀汤 - 研究 IV. ①R286

中国版本图书馆 CIP 数据核字（2012）第 215264 号

美术编辑 陈君杞

版式设计 郭小平

出版　中国医药科技出版社

地址　北京市海淀区文慧园北路甲 22 号

邮编　100082

电话　发行：010 - 62227427　邮购：010 - 62236938

网址　www. cmstp. com

规格　958 × 650mm $\frac{1}{16}$

印张　8 ½

字数　130 千字

版次　2013 年 1 月第 1 版

印次　2025 年 7 月第 4 次印刷

印刷　北京印刷集团有限责任公司

经销　全国各地新华书店

书号　ISBN 978 - 7 - 5067 - 5654 - 9

定价　26. 00 元

本社图书如存在印装质量问题请与本社联系调换

董继鹏　韩　曼　韩淑花　储　芹
路玉滨　薛　媛

分册主编　酸枣仁汤　　　杜　辉　刘　伟
普济消毒饮　　周庆兵　巩昌靖
三仁汤　　　　罗良涛　刘　伟
当归四逆汤　　韩　曼　巩昌靖
真武汤　　　　林伟刚　巩昌镇
知柏地黄丸　　李　楠　刘　伟
青蒿鳖甲汤　　周劲草　姜　文
增液汤　　　　王玉贤　巩昌靖
香砂六君子汤　黄　凤　刘　伟
镇肝熄风汤　　唐　杰　姜　文
炙甘草汤　　　罗成贵　刘　伟
膈下逐瘀汤　　王佳兴　刘　伟
生化汤　　　　代媛媛　姜　文
甘露消毒丹　　韩淑花　巩昌靖
四逆汤　　　　高占华　巩昌靖
独活寄生汤　　闵　妍　刘　伟
右归丸　　　　王景尚　巩昌镇
当归芍药散　　王建辉　张　硕
导赤散　　　　王　福　巩昌靖

身痛逐瘀汤	刘　灿	刘　伟
失笑散	陈冰俊	姜　文
半夏泻心汤	董继鹏	刘　伟
左归丸	王国为	巩昌镇
通窍活血汤	余志勇	姜　文
苓桂术甘汤	李宏红	刘　伟
一贯煎	何　萍	巩昌靖
平胃散	韦　云	巩昌靖
少腹逐瘀汤	王莹莹	杨　莉
小建中汤	刘晓谦	姜　文
麻杏石甘汤	张　晨	刘　伟
仙方活命饮	高　杰	赵玉雪

《难病奇方系列丛书》第四辑

前　言

　　《难病奇方系列丛书》新的一辑——第四辑又和大家见面了。

　　中医药是中华文明的一份宝贵遗产。在这份遗产中，中药方剂是一串串夺目璀璨的明珠，而那些百炼千锤、结构严谨、疗效可靠的经典名方则更是奇珍异宝。

　　几千年来，经典方剂跨越时代，帮助中华民族健康生息、祛病延寿。它们并未因时代的变迁而消失，也未因社会的发展而萎谢，更未因西医学的创新而被抛弃。恰恰相反，它们应时而进，历久弥新。一代一代的学者丰富了经典方剂的理论内涵，一代一代的医生扩展了经典方剂的应用外延，面对西医学的飞速发展，经典方剂依然表现出无限的生命力和宽广的适用性。

　　今天，经典方剂又跨越空间，走向世界，帮助全人类防病治病。在加拿大的中医诊所里，摆满了张仲景的《四逆汤》《金匮肾气丸》，王清任的《血府逐瘀汤》《少腹逐瘀汤》。走进英国的中医诊所，到处可见宋代《局方》的《四物汤》和《四君子汤》，张介宾的《左归丸》和《右归丸》。在美国的近两万家针灸和中医诊所里，各种各样的中医经典方剂，如《小柴胡汤》《六味地黄丸》《补中益气汤》和《逍遥散》等等，都是针灸师、中医师的囊中宝物。经典方剂已经成为世界各国中医临床医生的良师益友。他们学习应用这些方剂，疗效彰显，福至病家。

　　中医方剂的走向世界，也进一步使中医方剂的研究走进了西方的研究机构。中医中药的研究在澳大利亚悉尼大学的中澳中医研究中心已经展开。在英国剑桥大学中医中药实验室里，樊台平教授带领的团队对传统中医复方情有独钟。特别值得一提的是，在美国耶鲁大学医学院的实验室里，郑永齐教授的研究团队把黄芩汤应用到治疗肝癌、胰腺癌、直肠癌等疾病上。这个团队在临床前试验、一期临床试验、二期临床试验、三期临床试验方面步步推进，并对用黄芩汤与传统化疗药物结合以降低化疗药物的毒副作用和提高临床效果进行了周密的研究。这些研究证实了黄芩汤的经典应用，拓广了黄芩汤的现代应用范围，用西医学方法为这一经典方剂填补了一个丰富的注脚。他们十多年的精心临床研究结果广泛发表在美国《临床肿瘤学杂志》《传统药物杂志》《色谱学杂志》《临床大肠癌杂志》《国际化疗生物学杂志》《抗癌研究杂志》《转译医学杂志》《生物医学进展》《胰腺杂志》和英国《医学基因组学杂志》等主流医学杂志上。有关黄芩汤的大幅报道甚至出现在美国最主流的报纸《华尔街日报》上。

中国医药科技出版社出版的这套《难病奇方系列丛书》，爬罗剔抉，补苴罅漏，广泛收集了经典方剂的实验研究成果与临床应用经验，是名方奇方的集大成者。

丛书迄今已经出版了三辑，共收四十三个经典方剂。每一经典方剂自成一册，内容包括理论研究、临床应用、实验研究三部分。理论研究部分探讨药方的组成、用法、功效、适应证、应用范围、组方原理及特点、古今医家评述、方剂的现代理论研究。临床应用部分重点介绍现代科学研究者对该方的系统性临床观察以及大量临床医家的医案病例和经验总结。实验研究部分探讨方剂中的每一味中药的现代药理作用，并以此为基础研究该方治疗各系统疾病的作用机制。

沿着同一思路，《难病奇方系列丛书》第四辑继续挖掘先贤始创而在现代临床上仍被广泛使用的经典方剂，并汇有大量临床经验和最新研究成果，以飨中医临床医生、中医研究者、中医学生以及所有的中医爱好者。

美国中医学院儒医研究所

巩昌镇 博士

2012 年秋于美国

目录

上篇　理论研究

中篇　临床应用

目录

下篇 实验研究

目 录

上 篇

理论研究

第一章

概　述

第一节　少腹逐瘀汤的来源

少腹逐瘀汤出自清·王清任的《医林改错·卷下·少腹逐瘀汤说》。此方专为妇科寒凝血瘀诸证所设,有"种子如神"之誉。

第二节　少腹逐瘀汤的组成及用法

小茴香 1.5g,干姜 3g,延胡索 3g,没药 6g,当归 9g,川芎 3g,肉桂 3g,赤芍 6g,蒲黄 9g,五灵脂 6g。用法:水煎服。

第三节　少腹逐瘀汤的功效与主治

一、方中药物的功效与主治

(一) 小茴香

为伞形科多年生草本植物茴香的成熟果实。全国各地均有栽培。秋季果实成熟时采收,晒干。生用或盐水炙用。

[性味归经] 味辛,性温。归肝、肾、脾、胃经。

[功效] 散寒止痛,理气和中。

[主治]

1. 寒疝腹痛,睾丸偏坠胀痛,少腹冷痛,痛经。本品辛温,能温肾暖肝,散寒止痛。常与乌药、青皮、高良姜等配伍,用治寒疝腹痛,如天台乌药散(《医学发明》);亦可用本品炒热,布裹温熨腹部。与橘核、山楂等同用,可治肝气郁滞,睾丸偏坠胀痛,如香橘散(《张氏医通》);治肝经受寒之少腹冷痛,或冲任虚寒之痛经,可与当归、川芎、肉桂等同用。

2. 中焦虚寒气滞证。本品辛温能温中散寒止痛,并善理脾胃之气而开胃、止呕。治胃寒气滞之脘腹胀痛,可与高良姜、香附、乌药等同用；治脾胃虚寒的脘腹胀痛、呕吐食少，可与白术、陈皮、生姜等同用。

[历代医家论述]

1.《新修本草》："主诸瘘，霍乱及蛇伤。"

2.《本草汇言》："香，温中快气之药也。方龙潭曰，此药辛香发散，甘平和胃，故《唐本草》善主一切诸气，如心腹冷气、暴疼心气、呕逆胃气、腰肾虚气、寒湿脚气、小腹弦气、膀胱水气、阴疝气、阴汗湿气、阴子冷气、阴肿水气、阴胀滞气。其温中散寒，立行诸气，及小腹少腹至阴之分之要品也。"

（二）干姜

为姜科多年生草本植物姜的干燥根茎。

[性味归经]味辛，性热。归脾、胃、心、肺经。

[功效]温中散寒，回阳通脉，温肺化饮。

[主治]

1. 腹痛，呕吐，泄泻。本品辛热燥烈，主入脾胃而长于温中散寒、健运脾阳，为温暖中焦之主药。多与党参、白术等同用，治脾胃虚寒，脘腹冷痛等，如理中丸（《伤寒论》）；《外台秘要》单用本品研末服，治寒邪直中脏腑所致腹痛；常配高良姜，治胃寒呕吐，如二姜丸（《和剂局方》）；可与黄芩、黄连、人参等同用，治上热下寒，寒热格拒，食入即吐者，如干姜黄芩黄连人参汤（《伤寒论》）；治中寒水泻，可单用为末服，亦可与党参、白术、甘草等同用。

2. 亡阳证。本品辛热，入心、脾、肾经，有温阳守中，回阳通脉的功效。用治心肾阳虚，阴寒内盛所致亡阳厥逆，脉微欲绝者，每与附子相须为用，如四逆汤（《伤寒论》）。

3. 寒饮喘咳。本品辛热，入肺经，善能温肺散寒化饮。常与细辛、五味子、麻黄等同用，治寒饮喘咳，形寒背冷，痰多清稀之症，如小青龙汤（《伤寒论》）。《本经》："主胸闷咳逆上气，温中，止血，出汗，逐风湿痹，肠澼下利，生者尤良。"

[历代医家论述]

1.《本草纲目》："元素曰，干姜……其用有四：通心助阳，一也；去脏腑陈寒痼冷，二也；发诸经寒气，三也；治感寒腹痛，四也。"

2.《本草求真》："干姜大热无毒，守而不走，凡胃中虚冷，元阳欲绝，合以附子同投，则能回阳立效，故书有附子无姜不热之句。"

（三）延胡索

为罂粟科多年生草本植物延胡索的块茎。

[性味归经] 性温，味辛、苦。归肝、脾、心经。

[功效] 活血，行气，止痛。

[主治] 用于气血瘀滞之痛证。本品辛散温通，为活血行气止痛之良药，前人谓其能"行血中之气滞，气中血滞，故能专治一身上下诸痛"。为常用的止痛药，无论何种痛证，均可配伍应用。若治心血瘀阻之胸痹心痛，常与丹参、桂枝、薤白、瓜蒌等药同用；若配川楝子，可治热证胃痛，如金铃子散（《素问病机气宜保命集》）；治寒证胃痛，可配桂枝（或肉桂）、高良姜，如安中散（《和剂局方》）；治气滞胃痛，可配香附、木香、砂仁；若治瘀血胃痛，可配丹参、五灵脂等药用；若配党参、白术、白芍等，可治中虚胃痛；若治肝郁气滞之胸胁痛，可伍柴胡、郁金；治肝郁化火之胸胁痛，配伍川楝子、栀子；治寒疝腹痛，可配小茴香、吴茱萸等药；治气滞血瘀之痛经、月经不调、产后瘀滞腹痛，常配当归、红花、香附等药；治跌打损伤、瘀肿疼痛，常与乳香、没药同用；治风湿痹痛，可配秦艽、桂枝等药。

[历代医家论述]

1.《雷公炮炙论》："治心痛欲死。"

2.《开宝本草》："主破血，产后诸病因血所为者。妇人月经不调，腹中结块，崩中淋露，产后血运，暴血冲上，因损下血，或酒摩及煮服。"

3.《本草纲目》："延胡索，能行血中气滞，气中血滞，故专治一身上下诸痛。"

（四）没药

为橄榄科灌木或乔木没药树或其他同属植物皮部渗出的油胶树脂。

[性味归经] 味苦、辛，性平。归心、肝、脾经。

[功效] 活血止痛，消肿生肌。

[主治]

1. 跌打损伤、疮疡痈肿。味苦通泄入血，既能散瘀止痛，又能活血消痈，祛腐生肌，为外伤科要药。治跌打损伤，常与乳香、血竭、红花等药同用，如七厘散（《良方集液》）；配没药、金银花、白芷、穿山甲（应使用相应替代品）等，可治疮疡肿毒初起，红肿热痛，如仙方活命饮（《校注妇人大全良方》）；治痈疽、瘰疬、痰核，肿块坚硬不消，可配没药、麝香、雄黄，以解毒消痈散结，如醒消丸（《外科全生集》）；治疮疡溃破，久不收口，常配没药研末外用以生肌敛疮，如海浮散（《疮疡经验全书》）。

2. 气滞血瘀之痛证。本品辛散走窜，味苦通泄，既入血分，又入气分，能行血中气滞，化瘀止痛；内能宣通脏腑气血，外能透达经络，可用于一切气滞血瘀之痛证。若治胸痹心痛，可配伍丹参、川芎等药；治痛经、经闭、产后瘀阻腹痛，常与当归、丹参、乳香等药同用，如活络效灵丹（《医学衷中参西录》）；治风寒湿痹，肢体麻木疼痛，常与羌活、防风、秦艽、当归等同用，如蠲痹汤（《医学心悟》）。

常与乳香相须为用，治疗跌打损伤瘀滞疼痛，痈疽肿痛，疮疡溃后久不收口以及一切瘀滞痛证。区别在于乳香偏于行气、伸筋，治疗痹证多用。没药偏于散血化瘀，治疗血瘀气滞较重之胃痛多用。

［历代医家论述］

1. 《药性论》："主打搕损，心腹血瘀，伤折踒跌，筋骨瘀痛，金刃所损，痛不可忍。"

2. 《本草纲目》："散血消肿，定痛生肌。""乳香活血，没药散血，皆能止痛消肿生肌，故二药每每相兼而用。"

（五）当归

为伞形科多年生草本植物当归的根。生用或酒炒用。

［性味归经］味甘、辛，性温。归肝、心、脾经。

［功效］补血，活血，调经，止痛，润肠。

［主治］

1. 血虚诸证。本品甘温质润，长于补血，为补血之圣药。若气血两虚，常配黄芪、人参补气生血，如当归补血汤（《兰室秘藏》）、人参养荣汤（《温疫论》）；若血虚萎黄、心悸失眠，常与熟地黄、白芍、川芎配伍，如四物汤（《和剂局方》）。

2. 血虚血瘀之月经不调、经闭、痛经等。常以本品补血活血，调经止痛，常与补血调经药同用，如《和剂局方》四物汤，既为补血之要剂，亦为妇科调经的基础方；若兼气虚者，可配人参、黄芪；若兼气滞者，可配香附、延胡索；若兼血热者，可配黄芩、黄连，或牡丹皮、地骨皮；若血瘀经闭不通者，可配桃仁、红花；若血虚寒滞者，可配阿胶、艾叶等。

3. 虚寒性腹痛、跌打损伤、痈疽疮疡、风寒痹痛等。本品辛行温通，为活血行气之要药。本品补血活血、散寒止痛，与桂枝、芍药、生姜等同用，治疗血虚血瘀寒凝之腹痛，如当归生姜羊肉汤（《金匮要略》）、当归建中汤（《千金方》）；本品活血止痛，与乳香、没药、桃仁、红花等同用，治疗跌打损伤瘀血作痛，如复元活血汤（《医学发明》）、活络效灵丹（《医学衷中参西录》）；与金银花、赤芍、天花粉等解毒消痈药同用，以活血消肿止痛，治疗疮疡初起肿胀疼痛，如仙方活命饮（《妇人大全良方》）；与黄芪、人参、肉桂等同用，治疗痈疽溃后不敛，如十全大补汤（《和剂局方》）；亦可与金银花、玄参、甘草同用，治疗脱疽溃烂，阴血伤败，如四妙勇安汤（《验方新编》）；若风寒痹痛、肢体麻木，可活血、散寒、止痛，常与羌活、防风、黄芪等同用，如蠲痹汤（《百一选方》）。

4. 血虚肠燥便秘。本品补血以润肠通便，用治血虚肠燥便秘。常以本品与肉苁蓉、牛膝、升麻等同用，如济川煎（《景岳全书》）。

［历代医家论述］

1. 《本经》："主咳逆上气……妇人漏下，绝子，诸恶疮疡、金疮。"

2. 《景岳全书·本草正》："当归，其味甘而重，故专能补血；其气轻而辛，故又能行血。补中有动，行中有补，诚血中之气药，亦血中治圣药也。"

（六）川芎

为伞形科多年生草本植物川芎的根茎。用时切片或酒炒。

［性味归经］味辛，性温。归肝、胆、心包经。

［功效］活血行气，祛风止痛。

［主治］

1. 血瘀气滞痛证。本品辛散温通，既能活血化瘀，又能行气止痛，为"血中之气药"，具通达气血功效，故治气滞血瘀之胸胁、腹部诸痛。若治心脉瘀阻之胸痹心痛，常与丹参、桂枝、檀香等同用；若治肝郁气滞之胁痛，常配柴胡、白芍、香附，如柴胡疏肝散（《景岳全书》）；如肝血瘀阻，积聚痞块、胸胁刺痛，多与桃仁、红花等同用，如血府逐瘀汤（《医林改错》）。若治跌仆损伤，瘀肿疼痛，可配乳香、没药、三七等药。

川芎善"下调经水，中开郁结"，为妇科要药，能活血调经，可用治多种妇产科的疾病。如治血瘀经闭，痛经，常与赤芍、桃仁等同用，如血府逐瘀汤（《医林改错》）；若属寒凝血瘀者，可配桂心、当归等，如温经汤（《妇人大全良方》）；若治产后恶露不下，瘀阻腹痛，可配当归、桃仁、炮姜等，如生化汤（《傅青主女科》）；若治月经不调，经期超前或错后，可配益母草、当归等，如益母胜金丹（《医学心悟》）。

2. 头痛，风湿痹痛。本品辛温升散，能"上行头目"，祛风止痛，为治头痛要药，无论风寒、风热、风湿、血虚、血瘀头痛均可随证配伍用之，故李东垣言"头痛须用川芎"。治风寒头痛，配羌活、细辛、白芷，如川芎茶调散（《和剂局方》）；若配菊花、石膏、僵蚕，可治风热头痛，如川芎散（《卫生保健》）；若治风湿头痛，可配羌活、独活、防风，如羌活胜湿汤（《内外伤辨惑论》）；配当归、白芍，取本品祛风止痛之功，可治血虚头痛，如加味四物汤（《金匮翼》）；若治血瘀头痛，可配赤芍、麝香，如通窍活血汤（《医林改错》）。

本品辛散温通，能祛风通络止痛，又可治风湿痹痛，常配独活、秦艽、防风、桂枝等药同用，如独活寄生汤（《千金方》）。

[历代医家论述]

1. 《本经》："主中风入脑头痛，寒痹，筋挛缓急，金疮，妇人血闭无子。"

2. 《本草纲目》："芎，血中气药也……辛以散之，故气郁者宜之……血痢已通而痛不止者，乃阴亏气郁，药中加芎为佐，气行血调，其病立止。"

3. 《本草汇言》："芎，上行头目，下调经水，中开郁结，血中气药，尝为当归所使，非第治血有功，而治气亦神验也……味辛性阳，气善走窜而无阴凝黏滞之态，虽入血分，又能去一切风，治一切气。"

（七）　肉桂

为樟科植物肉桂的树皮。

[性味归经] 辛、甘，大热。归肾、脾、心、肝经。

[功效] 补火助阳，散寒止痛，温经通脉，引火归原。

[应用]

1. 阳痿，宫冷。本品辛甘大热，能补火助阳，益阳消阴，作用温和持久，为治命门火衰之要药。常配附子、熟地黄、山茱萸等，用治肾阳不足，命门火衰的阳痿宫冷，腰膝冷痛，夜尿频多，滑精遗尿等，如肾气丸（《金匮要略》）、右归饮（《景岳全书》）。

2. 腹痛，寒疝。本品甘热助阳以补虚，辛热散寒以止痛，善去痼冷沉寒。治寒邪内侵或脾胃虚寒的脘腹冷痛，可单用研末，酒煎服；或与干姜、高良姜、荜茇等同用，如大已寒丸（《和剂局方》）；治寒疝腹痛，多与吴茱萸、小茴香等同用。

3. 腰痛，胸痹，阴疽，闭经，痛经。本品辛散温通，能行气血、运经脉、散寒止痛。常与独活、桑寄生、杜仲等同用，治风寒湿痹，尤以治寒痹腰痛为主，如独活寄生汤（《千金方》）；与附子、干姜、川椒等同用，可治胸阳不振，寒邪内侵的胸痹心痛，如桂附丸（《寿世保元》）；与鹿角胶、炮姜、麻黄等同用，可治阳虚寒凝，血滞痰阻的阴疽、流注等，如阳和汤（《外科证治全生集》）；若与当归、川芎、小茴香等同用，可治冲任虚寒，寒凝血滞的闭经、痛经等证，如少腹逐瘀汤（《医林改错》）。

4. 虚阳上浮诸症。本品大热入肝肾，能使因下元虚衰所致上浮之虚阳回归故里，故曰引火归原。用治元阳亏虚，虚阳上浮的面赤、虚喘、汗出、心悸、失眠、脉微弱者，常与山茱萸、五味子、人参、牡蛎等同用。

此外，久病体虚气血不足者，在补气益血方中少量加入肉桂，有鼓舞气血生长之效。

[历代医家论述]

1. 《神农本草经》："主上气咳逆结气，喉痹吐吸，利关节，补中益气。"

2. 《汤液本草》："补命门不足，益火消阴。"

3. 《本草求真》："大补命门相火，益阳治阴。凡沉寒痼冷、营卫风寒、阳虚自汗、腹中冷痛、咳逆结气、脾虚恶食、湿盛泄泻、血脉不通、胎衣不下、目赤肿痛，因寒因滞而得者，用此治无不效。"

（八）赤芍

为毛茛科多年生草本植物芍药或川赤芍的根。生用或炒用。反藜芦。

[性味归经] 味苦，性微寒。归肝经。

[功效] 清热凉血，散瘀止痛。

[主治]

1. 温毒发斑，血热吐衄。本品苦寒入肝经血分，善清泻肝火，泄血分郁热而奏凉血、止血之功。治温毒发斑，可配水牛角、牡丹皮、生地黄等药；治血热吐衄，可配生地黄、大黄、白茅根等药。

2. 目赤肿痛，痈肿疮疡。本品苦寒入肝经而清肝火，若配荆芥、薄荷、黄芩等药，可用治肝经风热目赤肿痛、羞明多眵，如芍药清肝散（《原机启微》）；取本品清热凉血、散瘀消肿之功，治热毒壅盛，痈肿疮疡，可配银花、天花粉、乳香等药，如仙方活命饮（《妇人大全良方》），或配连翘、栀子、玄参等药，如连翘败毒散（《伤寒全生集》）。

3. 肝郁胁痛，经闭痛经，癥瘕腹痛，跌打损伤。本品苦寒入肝经血分，有活血散瘀止痛之功，治肝郁血滞之胁痛，可配柴胡、牡丹皮等药，如赤芍药散（《博济方》）；治血滞经闭、痛经、癥瘕腹痛，可配当归、川芎、延胡索等药，如少腹逐瘀汤（《医林改错》）；治跌打损伤，瘀肿疼痛，可配虎杖，如虎杖散（《圣济总录》），或配桃仁、红花、当归等药。

[历代医家论述]

1.《本经》："主邪气腹痛，除血痹，破坚积，寒热疝瘕，止痛，利小便。"

2.《滇南本草》："泻脾火，降气，行血，破瘀，散血块、止腹痛、攻痈疮。"

3.《本草备要》："赤芍主治略同（白芍），尤能泻肝火，散恶血，治腹痛坚积，血痹疝瘕，经闭肠风，痈肿目赤，能行血中之滞。"

（九）蒲黄

为香蒲科水生草本植物水烛香蒲、东方香蒲或同属植物的花粉。生用或炒用。

[性味归经] 味甘，性平。归肝、心经。

[功效] 化瘀止血，利尿。

[主治]

1. 出血证。本品甘平，长于收敛止血，兼有活血行瘀之功，为止血行瘀之良药，有止血不留瘀的特点，对出血证无论属寒属热、有无瘀滞，均可应用，但以属实夹瘀者尤宜。用治吐血、衄血、咯血、尿血、崩漏等，可单用冲服，亦可配伍其他止血药同用。如《圣惠方》治鼻衄经久不止，与石榴花同用，和研为散服；若治月经过多，漏下不止，可配合龙骨、艾叶同用，如蒲黄丸（《圣济总录》）；治尿血不已，可与郁金同用；治外伤出血，可单用外撒伤口。

2. 瘀血痛证。本品体轻行滞，能行血通经，消瘀止痛，凡跌打损伤、痛经、产后疼痛、心腹疼痛等瘀血作痛者均可运用，尤为妇科所常用。如《塞上方》治跌打损伤，单用蒲黄末，温酒服；若治心腹疼痛、产后瘀痛、痛经等，常与五灵脂同用，如失笑散（《和剂局方》）。

3. 血淋尿血。本品既能止血，又能利尿通淋，故可用治血淋尿血，常配生地、冬葵子同用，如蒲黄散（《证治准绳》）。

[历代医家论述]

1.《本经》："主心腹膀胱寒热，利小便，止血，消瘀血。"

2.《本草汇言》："蒲黄，性凉而利，能洁膀胱之原，清小肠之气，故小便不通，前人所必用也。至于治血之方，血之上者可清；血之下者可利；血之滞者可行；血之行者可止。凡生用则性凉，行血而兼消；炒用则味涩，调血而且止也。"

（十）五灵脂

为鼯鼠科动物的复齿鼯鼠的粪便。许多粪粒凝结成块状的称"灵脂块"，又称"糖灵脂"，质佳；粪粒松散成米粒状的，称"灵脂米"，质量较差。醋炙用。

[性味归经] 味苦、咸，性甘、温。归肝经。

[功效] 活血止痛，化瘀止血。

[主治]

1. 瘀血阻滞之痛证。本品苦泄温通，专入肝经血分，善于活血化瘀止痛，为治疗瘀滞疼痛之要药，常与蒲黄相须为用，即失笑散（《和剂局方》）。如治胸痹心痛，常与川芎、丹参、乳香、没药同用；若治脘腹胁痛，配伍延胡索、香附、没药等；若治痛经，经闭，产后瘀滞腹痛，则与当归、益母草等同用；治骨折肿痛，可配白及、乳香、没药，研末外敷。

2. 瘀滞出血证。本品炒用，既能活血散瘀，又能止血。故可用于瘀血内阻、血不归经之出血，如妇女崩漏经多，色紫多块，少腹刺痛。既可单味炒研末，温酒送服，如五灵脂散（《永类钤方》）；又可配伍其他药同用。如五灵脂丸（《玉机微义》），以本品与神曲同用。临床常配伍三七、蒲黄、生地等药用。

[历代医家论述]

1.《开宝本草》："心腹冷气，小儿五疳，辟疫，治肠风，通利气脉，女子月闭。"

2.《本草纲目》："止妇人经水过多，赤带不绝，胎前产后血气诸痛，男女一切心腹、胁肋、少腹诸痛，疝痛，血痢，肠风腹痛，身体血痹刺痛。"

3.《本草述》："主损伤接骨。"

二、少腹逐瘀汤的功效与主治

[功效] 活血祛瘀，温经止痛。

[主治] 按王清任所述，本品主治妇女少腹瘀血积块疼痛或不痛，或痛而无积块，或少腹胀满，或经期腰酸少腹胀，或月经一月见三五

次，连接不断，断而又来，其色或黑或紫，或有瘀块，或崩漏兼少腹疼痛，或粉红兼白带，皆能治之，其效不可尽述。现代本方常用于月经不调，各种原因所致之崩漏、痛经、盆腔炎、子宫肌瘤、不孕症等多种妇科疾病，属血瘀寒凝证者。

本方由小茴香、肉桂、干姜、五灵脂、生蒲黄、当归、赤芍、川芎、延胡索九味药组成。方中炒小茴香、干姜、肉桂温补冲任、调畅气机、散寒解凝；蒲黄、五灵脂、延胡索行气散瘀、止痛；当归、川芎、赤芍等活血祛瘀、补血调经，使瘀祛而不伤正，并有瘀祛新生之机，是为冲任虚寒、寒凝胞宫而设。诸药合用，共奏温经散寒、活血调经、祛瘀止痛之效。

第四节　少腹逐瘀汤的临床应用

（一）妇科

1. 痛经（原发性痛经、继发性痛经）、经前哮喘、月经量多、崩漏、闭经、创伤性子宫性闭经。

2. 子宫肌瘤、子宫内膜异位症、子宫腺肌病、子宫内膜增殖症、宫腔黏连综合征、宫颈内口狭窄、子宫附件囊肿。

3. 功能性子宫出血、药流后子宫出血、药物流产后阴道出血、无排卵型功血。

4. 先兆流产、不孕症、习惯性流产、堕胎（不全流产）、新婚后痛经、久不受孕、异位妊娠。

5. 少腹癥瘕（异位妊娠流产型）、积聚、计划生育"皮埋术"后小腹痛、下腹部手术后遗症腹痛。

6. 慢性盆腔炎、盆腔淤血综合征、盆腔血肿伴黏连、慢性附件炎包块、输卵管阻塞、卵巢囊肿、卵巢巧克力囊肿。

7. 女性性功能障碍（性欲丧失、性交痛、性交后出血）。

8. 妇女黄褐斑、周期性乳痛症。

（二）男科

1. 老年前列腺增生症、前列腺炎、附睾结核。

2. 精液不化（精瘀）、不射精症、顽固性血精症、少精症。

3. 阳痿、尿滴沥、男性慢性盆腔综合征。

（三）其他

1. 溃疡性结肠炎、肠结核、慢性结肠炎、消化道癌性梗阻（大肠癌肠腔梗阻或肠腔外肿瘤压迫性梗阻）、肠黏连、单纯性阑尾炎、慢性阑尾周围囊肿、血栓痔、输尿管结石（气滞瘀阻型）、泌尿系统结石。

2. 腰腿痛、髂腰肌筋膜综合征、胸腰椎骨折后腹胀。

3. 精神分裂症、术后发热、脉痹、奇痒案、小儿久泻、小儿神经性尿频、见水欲尿。

第五节　少腹逐瘀汤的衍生方

1. 血府逐瘀汤（《医林改错》桃仁、红花、当归尾、地黄、川芎、赤芍、牛膝、桔梗、柴胡、枳壳、甘草）。功可活血化瘀、行气止痛。主治：胸中血瘀证。本方活血与行气相伍，祛瘀与养血同使，则活血而无耗血之虑，行气又无伤阴之弊；升降兼顾，使气血和调。现代应用：冠心病、心绞痛、风湿性心脏病、胸部挫伤及肋软骨炎之胸痛、脑血栓、高血压、高脂血症、血栓闭塞性脉管炎、神经官能症、脑震荡后遗症头痛、头晕等。

2. 通窍活血汤（《医林改错》赤芍、红花、鲜姜、麝香、老葱、川芎、桃仁、红枣、黄酒）。功可通窍活血。主治：瘀阻头面证。配伍特点：本方以麝香为君，芳香走窜，引药透达十二经脉，使气血畅通。老葱、鲜姜温阳通脉，调和营卫。芳香开窍药与活血散瘀之品同用，散瘀之力倍增，辛温通阳更助活血通经。现代应用：偏头痛、脑震荡、神经性耳聋、青光眼等属头面血瘀者。

3. 身痛逐瘀汤（《医林改错》秦艽、川芎、甘草、没药、五灵脂、牛膝、红花、羌活、香附、当归、地龙、桃仁）。功可活血行气，祛风胜湿。主治：瘀血阻痹经络证。配伍特点：全方以逐瘀通经为主，祛风除湿为辅，风、寒、湿、瘀同治，为王氏逐瘀通经治疗痹证的集中体现。现代应用：风湿性、类风湿关节炎、坐骨神经痛、尿路结石、血栓性脉管炎、皮神经炎、过敏性紫癜等。

4. 膈下逐瘀汤（《医林改错》灵脂、当归、川芎、桃仁、丹皮、赤芍、乌药、延胡索、甘草、香附、红花、枳壳）。功可活血祛瘀，行气止痛。主治：膈下瘀阻气滞，形成痞块，痛处不移，卧则腹坠；肾泻久泻。现代应用：慢性活动性肝炎、血卟啉病、糖尿病、异位妊娠、不孕症等属血瘀气滞者。

参考文献

包诗杰，李凤玲，李成文．王清任应用活血化瘀法识要．河南中医．2006，26（9）：19－20

第二章
历代医家的论述

少腹逐瘀汤出自王清任的《医林改错》，以此方"治小腹积块疼痛……小腹胀满，或经血见时，先腰酸腹胀，或经血一月见三五次，接连不断，断而又来，其色或暗，或黑，或块，或崩漏，兼小腹疼痛，或粉红兼白带，皆能治之，效不可尽述"。此为妇科寒凝血瘀诸证所设，并称其"种子如神"。

《医林改错评注》："本方取《金匮》温经汤之意，合失笑散化裁而成少腹逐瘀汤。方中小茴香、干姜、肉桂温经散寒，通达下焦；延胡索、没药利气散瘀，消肿定痛；蒲黄、五灵脂活血祛瘀，散结止痛，其中蒲黄生用，重在活血祛瘀，五灵脂用炒，重在止痛而不损胃气；当归、川芎乃阴中之阳药，血中之气药，配合赤芍用以活血行气，散滞调经。全方能温经散寒、活血祛瘀、消肿止痛。"

中 篇

临床应用

第三章

内科病证

第一节　消化系统疾病

一、溃疡性结肠炎

溃疡性结肠炎是一种原因不明的直肠和结肠慢性炎症疾病，具有病程较长，病情易反复的特点，西医学目前对此病尚无特效疗法。治疗多采用综合疗法，包括休息、饮食调节——进少渣饮食，忌食乳类及过敏食品；重者应行肠外营养，纠正水电解质紊乱，补充蛋白质，改善全身状况，解除精神因素及对症治疗。

中医学没有相应的名称，一般将其归入"肠澼""滞下""痢疾""便血"等范畴。早在《黄帝内经》中就有关于"肠澼"的记载，症状即包括"便血""下白沫""下脓血"等，并提出以脉象来观察预后。《金匮要略》创用白头翁汤和桃花汤，以清肠解毒、温涩固下之法进行治疗，对后世有很大的影响。隋代《诸病源候论》指出："热毒乘经络，血渗肠内，则变为脓血痢，热久不歇，肠胃转虚，故痢久不断。"对病机阐述较为深入。至宋代，陈无择将本病病因归纳为外感六淫，内因脏气郁结、饮食不当及纵情恣欲（不内外因）三类。金元时期，朱丹溪提出据病之虚实进行治疗："壮实初病宜下，虚弱衰老久病宜升。"明清时期，医家对本病的认识和实践更加深入。如李中梓提出的"新感而实者，可以通因通用；久病而虚者，可以塞因塞用"，迄今仍有其临床价值。

【临床应用】

王氏等采用少腹逐瘀汤加减，治疗经结肠镜及病理学检查确诊的溃疡性结肠炎42例。药物组成：当归12g，白芍12g，延胡索12g，五灵脂12g，川芎9g，枳壳8g，蒲黄（另包）8g，甘草6g，干姜6g，小茴香6g，柴胡10g。1天1剂，水煎，取汁500ml，分2次饭后服。夹湿热之邪和白头翁汤加减，夹寒湿者和胃苓汤加减，虚寒者和理中汤加减，阳虚者和真人养脏汤加减。30天为1个疗程，定期查电子结肠镜。服药期间禁食生冷、油腻、辛辣。疗效判定标准：治愈：症状消失，肠镜复查结果肠黏膜恢复正常。有效：症状基本消失，肠镜复查黏膜病变较前明显改善。无效：治疗前后症状及肠镜检查显示肠黏膜病变无改变。治疗效果：治愈14例，有效24例，无效4例，总有效率90.48%。[1]

【病案举例】

1. 王某，男，41岁。1988年10月3日就诊。每日大便3～4次，质稀夹有白色黏冻，伴有少腹疼痛，怕冷，忌食凉物，身体消瘦，病已2年有余。曾服抗生素、鞣酸蛋白、矽炭银及附子理中汤（丸）、参苓白术汤（丸）等，屡治罔效。在市医院经乙状结肠镜检查：肠黏膜充血水肿，有两个病灶。确诊为慢性结肠炎。舌质红苔薄白，脉弦细。证属寒湿凝结，血瘀结肠。拟少腹逐瘀汤化裁为治：当归15g，赤芍、白芍各12g，炒五灵脂、延胡索各9g，炒干姜、川芎、制乳香、没药各6g，肉桂10g，春砂仁3g，炒薏仁20g。水煎服，日1剂。

药进6剂，腹痛大减，大便日行2次，白色黏液减少；继进24剂，腹痛消失，大便恢复正常而愈。后经乙状结肠镜复查已无病灶存在。追访一年，病未复发。[2]

2. 李某，男，56岁。1995年11月28日就诊。5年前左下腹隐痛，伴大便滞涩不爽，时或大便带有黏液。经某院结肠镜检诊为非特异性结肠炎。使用抗生素消炎、抗过敏，中药健脾益肠理气等剂，效果较差。症见腹痛缠绵，大便不爽时带黏液，舌暗，舌下血管显露粗大，苔白腻，脉弦。血常规无异常，大便镜检：黏液。证属瘀痰湿互结少腹。治宜逐瘀、除湿、化痰。予少腹逐瘀汤加减：炒五灵脂、生蒲黄、乌药、槟榔、陈皮、半夏、茯苓、木香各12g，党参15g，苍术、白术各10g，桔梗炭18g，薏苡仁30g。每日1剂，水煎服。5剂后腹痛减，便稍爽。守方进退，进34剂，5年顽症悉除。随访至今未复发。[3]

二、肠易激综合征

肠易激综合征是临床上最常见的一种肠道功能性疾病，是精神或过敏等因素导致结肠动力学及肌电活动易激性改变。表现为肠道运动或分泌功能失调的一组综合征。其特征是肠道无结构上的缺陷，但整个肠道对刺激的生理反应有过度或反常的现象。肠道易激综合征临床表现结肠性腹痛，以左髂窝、左中下腹区疼痛最为多见，便秘或腹泻或便秘与腹泻交替，有时粪便中有大量的黏液，常伴有胸闷、心悸、失眠、乏力、尿频等神经官能症状。体检除可触及痉挛的结肠外，无其他阳性发现。X线造影示结肠在痉挛变细，钡剂通过增速、结肠袋加深。在除外了器质性病变，如细菌性痢疾、阿米巴痢疾、炎症性肠病、结肠癌等等，方可诊断本病。肠道易激综合征过去亦称结肠功能紊乱、结肠痉挛、结肠过敏、痉挛性结肠炎或黏液性结肠炎，现统称肠道易激综合征。常与胃肠道其他功能性疾病如胃食管反流性疾病和功能性消化不良同时存在。西医学对肠道易激综合征主要采用镇静剂、抗抑郁剂、抗痉挛剂、止泻或通便剂等对症处理。

中医学认为肠道易激综合征属于"腹痛""泄泻""便秘"的范畴。主要由情志失调，导致肝郁气滞，肝气乘脾，而为肝郁脾虚；脾胃虚弱，日久穷必及肾，又可导致脾肾阳虚；气为血帅，气行则血行，气滞日久又导致血瘀肠络。故在治疗上多从温补脾肾、活血化瘀角度入手。

【病案举例】

杜某，男，43 岁，1989 年 10 月 23 日初诊。主诉：左少腹疼痛伴泄泻与便秘交替出现 1 年。于 1988 年 11 月，劳动后身热口渴，故贪冷饮，当晚即出现左少腹疼痛，腹泻 4 次，大便呈稀糊样，尔后常感左少腹隐痛不适，有时呈阵发性绞痛，痛处不移，痛而欲泻，泻后痛减，大便溏薄日解数次。有时便秘如栗子状，泄泻与便秘常交替出现。先后经中西药治疗无效。少腹喜暖而拒按，舌质暗，脉弦，苔白。查大便常规正常。乙状结肠镜提示：乙状结肠痉挛。肠道 X 线检查：结肠袋形加深。诊断：腹痛（结肠易激综合征），用少腹逐瘀汤加味治之。处方：小茴香 3g，干姜 5g，延胡索 9g，五灵脂 9g，没药 6g，川芎 9g，当归 6g，生蒲黄 6g，肉桂 5g，赤芍 10g，白芍 24g，服上药 5 剂，左上腹疼痛明显减轻，继服 15 剂症状消失。半年后随访，病无复发。

按：《素问》曰："大肠者，传导之官，变化出焉"。病者由于贪食冷饮，寒客肠间，寒凝血滞，则腹痛，痛处固定不移，传导之官受病，变化无常态，故便秘与泄泻交替出现。用少腹逐瘀汤温经散寒，活血化瘀。切中病机，疗效确切。[4]

第二节　泌尿系统疾病

一、多囊肾

多囊肾系累及双侧肾脏的先天性疾病。其肾内布满大小不等的囊肿，有的相互间可沟通，使肾脏体积增大并压迫肾实质，使其萎缩造成功能损害，直至慢性肾功能衰竭。本病分为两型：婴儿型为染色体隐性遗传，常伴其他先天畸形，多于数月内死亡；成人型为染色体显性遗传，多中年发病，常伴有肝、脾、胰、卵巢、骨等器官的多囊性病变及颅内动脉瘤。临床上常见的表现有：腰腹部疼痛、血尿、肾功能不全及尿频、尿急等不适。治疗原则上以非手术疗法为主，外科手术治疗仅限于顽固性疼痛、肾动脉受压、肾盂输尿管梗阻及结石、积脓等并发症时的治疗。

中医学多将其纳入"腹痛"范畴，结合患者具体情况，辨证论治。

【病案举例】

肖某某，女，37岁。1968年开始腰痛，颜面浮肿，反复发作，经一般治疗及休息而肿消，未加介意，亦未作进一步检查。至1973年4月人流后，腰痛加剧，伴血尿、尿频、尿急、尿痛。并于1973年先后在省地市医院误诊为肾结核、肾结石等病，至1977年10月经静脉尿路造影才确诊为双侧多囊肾。因系双侧，无法施行手术，医院嘱患者回家休养。后转入中医治疗，症见：腰痛剧时下血尿，甚则尿血如注，夹有血块，色鲜红；面色白，头晕，神疲乏力，少腹胀痛，胀甚亦必尿血，纳差，情志郁闷，下肢浮肿，舌淡苔薄白，脉沉细无力。尿常规：蛋白（＋），红细胞（＋），脓细胞（＋＋）。血压140/90mmHg。前医多用补中益气药，然病程日久，阴血耗损，补中益气虽是常法，但瘀血不去，阻滞脉络，离经之血反成一大病因。虽补气可以摄血，而脉络不畅又可导致血不循经成为血尿，首当选用活血化痛，佐以益气止血，故取少腹逐瘀汤加减：小茴香9g，延胡索10g，桃仁8g，红花6g，没药10g，当归12g，川芎6g，赤芍12g，生蒲黄10g，五灵脂10g，党参10g，黄芪30g，连服十剂，服药后腰痛明显减轻，血尿减少。守原方80余剂，血尿已止，头昏，水肿诸症消失。每遇劳累后腰痛，嘱其服云南白药，痛剧时用此方加减煎服，迄今从未出现过血尿，仍在坚持护理工作。[5]

二、游离肾

健康人的肾脏都是固定在后腹腔，脊椎的两侧。但若肾脏位置不固定在同一点而随着身体的姿势上下滑动，即为游离肾。本病较常见于身材瘦长的年轻或中年妇女，通常情况下，发生游离肾的部位右边比左边的多，大部分游离肾的肾病患者没有症状，但有部分患者有腰痛的表现。绝大多数病案是在接受X光或超声波扫描检查时发现，比较有意义的是游离肾有相当的比例会并发肾性高血压，其主要的病理机制是肾脏移动后导致连接肾脏的肾动脉扭转、弯折。

大部分的游离肾不需要手术治疗，通过适量增加体重即可缓解症状，如果游离肾的移动太厉害以至于有明显的症状或引起高血压则多以外科手术方法治疗。

中医学认为此类疾病，多由中气不足或过度劳累等引起。中气不足或过度劳累，脏腑不守其位而见其位置改变，从而引起其他相关症状。治疗上，除补益中气外，还须结合患者具体情况，从瘀血、痰浊等方面积极治疗。

【病案举例】

成某某，女，43岁。1981年12月4日初诊：1个月前因挑重物后觉左腹痛，可摸及一包块。经西医及超声波检查，诊为"游离肾"，服西药及打针（药名不详）未效，遂请余会诊。刻诊：面色不华，精神倦怠，肢体乏力，气短懒言，纳少，口干不渴，腹痛喜轻按，左腹可触及2cm×4cm包块。大便日2次，稀溏。舌质紫，苔薄白，脉弦涩。既往有胃病史，10年前做过剖腹探查技术。证属久病体虚，久病血瘀复加强力负重，劳倦内伤，脾肾受损，以致"游离肾"。法当活血祛瘀、益气升提。拟少腹逐瘀汤合补中益气汤加减治疗。方药：小茴香5g，干姜5g，升麻5g，炙甘草5g，延胡索10g，五灵脂10g，当归10g，蒲黄10g，赤芍10g，白术10g，枳壳10g，柴胡10g，黄芪30g，党参20g。水煎服8剂后，腹痛消失，左腹触不到包块，经超声波复查，肾位置正常。原方再进3剂，恙退告愈。继用补中益气汤调治月余，以资巩固。随访至今未见复发。[6]

三、泌尿系结石

泌尿系结石又称尿石症，是泌尿系统最常见的疾病之一。临床上分为上尿路结石和下尿路结石，上尿路结包括肾结石及输尿管结石，下尿路结石包括膀胱结石及尿道结石。尿石症是具有多种病理改变的一类疾病，它的病因形成过程极为复杂，涉及社会环境、自然环境、种族遗传、饮食习惯、代谢异常、疾病、用药、泌尿系异物及尿液变化等因素。目前对尿液中一些容易形成结石的盐类物质，例如磷酸、草酸、尿酸、胱氨酸等的代谢，已经有了比较清楚的了解，对于结石的化验分析、结石核心的研究、基质的研究已较成熟。在结石形成过程中起到很大作用的抑制及促进物，也逐渐被人们所认识。

结石的治疗包括保守治疗及外科手术治疗，自从20世纪80年代初体外冲击波碎石机投入临床使用以来，大多数患者不需要手术即可治疗结石，为结石患者减轻了痛苦。

泌尿系结石属中医"腰痛""砂淋""尿血"等范畴。"石淋者，淋而出石也"，其病机多为下焦湿热，蕴结成石。患者多表现为尿痛，尿色浑浊或血色，腰痛，伴尿频、尿急。苔薄黄腻，脉润滑数。故在治疗上，多在辨证论治的基础上，采用清热化湿、利湿通淋排石、活血化瘀等方法治疗。

【临床应用】

傅氏等用本方加减治疗泌尿系结石 100 例。处方：小茴香、干姜、肉桂各 3g，赤芍、生蒲黄、炒五灵脂、川芎、延胡索、当归、制没药各 10g。腰腹疼痛如绞者加白芍 30g、甘草 10g；血尿加白茅根 30g、琥珀末（冲服）10g；气虚加黄芪 30g、党参 15g；阴虚加生地 20g、墨旱莲 30g；小便涩痛加金钱草 30g、石韦 20g；湿热偏重者去干姜、肉桂。水煎温服，日 1 剂。一般以 1 个月为 1 个疗程，拍尿路平片复查 1 次。对伴发剧烈腰腹部疼痛者，口服中药后 4 小时以内无缓解，加用针灸，或阿托品 0.5mg 足三里穴位注射 1 次，若仍无缓解者再使用派替啶肌内注射。若服本方 1 周内肉眼血尿不消失者，配合西药止血。治疗结果：①排石效果：痊愈 65 例（共排出结石 87 块），排出者以中小结石为主。其中输尿管上段结石 20 例，痊愈 9 例；中段 22 例痊愈 13 例；下段 39 例，痊愈 33 例；膀胱结石 3 例，均痊愈；肾结石 16 例，痊愈 7 例。显效 22 例，其中肾结石 3 例，输尿管结石 19 例，下移结石以大中结石为主。②治痛效果：61 例剧烈腰腹部绞痛者，显效 29 例，有效 26 例，无效 6 例。③止血效果：伴有血尿的 93 例中有效 88 例，无效 5 例。[7]

【病案举例】

1. 黎某某，男，42 岁。自感左下腹刺痛，于 1990 年 10 月 25 日就诊。患者颜面暗黑，左少腹部间歇性刺痛，纳可，大便正常，舌暗，脉细涩。X 线摄片示：左侧输尿管见 0.3cm×0.6cm 大小结石阴影。证属瘀血阻滞，拟少腹逐瘀汤加减：当归 15g，赤芍 10g，丹皮 10g，川芎 10g，桃仁 10g，红花 6g，延胡索 10g，制乳香、没药各 6g，小茴香 10g，肉桂 5g，干姜 6g，莪术 6g，三棱 6g。2 剂。10 月 29 日复诊，自诉服上方 2 剂后，尿中排出数粒绿豆大小之砂石，少腹刺痛已消失，继服上方 2 剂，以善其后，半个月后复摄片示：泌尿系未见结石阴影，尿液化验正常。随访半年未发。[8]

2. 梁某，男，48 岁。1981 年 10 月 13 日诊。患者左腰及腹部剧痛二天。经 X 线摄片，诊断为"左肾结石"。注射阿托品、派替啶等西药后绞痛暂缓，移时复作。症见左侧腰部板硬剧痛，少腹拘急，呼叫翻滚，面白汗出，小溲涩痛，尿色黄，尿液浑浊，苔薄黄，脉弦紧。小便常规：蛋白少量，红细胞（＋＋＋），白细胞（＋）。处方：小茴香 5g，干姜 5g，延胡索 10g，五灵脂 10g，没药 10g，川芎 10g，当归 10g，蒲黄 10g，肉桂 5g，赤芍 10g，乌药 10g，沉香粉（冲服）5g。上方 2 剂（一天内分次服完），腰腹绞痛大减；继服 2 剂疼痛完全缓解。后改用排石汤 40 余剂，排出米粒大结石 2 块，病获痊愈。随访 2 年未见复发。[9]

3. 史某，男，32 岁，工人，2002 年 5 月 6 日初诊。素有右腰腹部隐痛，时轻时重，近日因腰痛突然加剧，腰痛如折，难以俯仰，溲热色黄而赤，小便刺痛，舌质暗红，舌苔黄，脉弦数。尿常规检查，红细胞（＋＋），白细胞（1～3）。X 线腹部平片：右肾输尿管中段可见有 0.6cm×0.8cm 大小密度增高阴影，右肾盂积水，右肾影比左肾影明显增大。西医诊断：右输尿管结石伴肾盂积水，始用八正散加减（瞿麦、萹蓄、滑石、车前子、栀子、石韦、白茅根、益母草），服用 5 剂后，溲热黄赤减轻，腰腹疼痛改善不显。乃改用少腹逐瘀汤加减，化瘀行滞，疏导溶石之品。处方：当归 10g，赤芍 15g，川芎 15g，乳香 5g，没药 5g，生蒲黄 20g，五灵脂 15g，延胡索 15g，小茴香 10g，金钱草 60g，桃仁 10g，猪苓 20g，车前子 30g。每日 1 剂，水煎分两次服，并嘱其大量饮水，共进 15 剂。排出绿豆大小结石一枚，质松易碎。守上方再投 10 剂，又排出约绿豆大小 1 枚，腰腹疼痛大减。后再服 10 剂，无结石不排出，腰部隐痛完全消失，右肾积水消失，X 线腹部平片：右输尿管中段未见结石阴影。[10]

第三节　内分泌疾病

一、嗜铬细胞瘤

嗜铬细胞瘤起源于由神经嵴中移行出来的嗜铬细胞。嗜铬组织能合成儿茶酚胺，在胚胎期分布广泛，出生后仅少量残留在肾上腺髓质、交感神经节和体内其他部位。其可形成肿瘤并合成及释放儿茶酚胺，从而引起高血压甚至严重的急性心力衰竭，或多种心律失常，如房室传导阻滞、阵发性心动过速和室颤等。消化系统常因肠蠕动及张力减弱而出现便秘。血管严重收缩，胃肠道缺血，可引起消化道出血、溃疡、穿孔、肠梗阻等。病程较久者则较易出现肾功能衰竭，代谢紊乱，半数患者呈高脂血症。其他诸如经常有头痛、失眠、烦躁、焦虑等症状亦较常见。治疗上除安静休息外，还可与肾上腺能受体阻滞剂、β-受体阻滞剂、儿茶酚胺阻滞剂等治疗，如若效果不佳，则可通过手术切除。

中医学除结合患者具体情况，积极辨证施治外，对本病的病机认为其与血瘀密切相关，瘀血在本病的发生、发展过程中起着重要的影响作用，积极应用活血化瘀方法治疗本病，对改善症状及患者预后都有着重要的意义。

【病案举例】

彭某某，女，35岁。1986年12月20日诊。面色苍白，四肢发凉震颤，头晕心悸，出汗，时欲呕吐，左下腹呈持续性针刺样疼痛，夜间尤甚，纳呆食少，精神疲乏，夜寐不宁，大便干结，舌质紫而暗，脉弦细。患者于月初在某医院住院治疗，诊为嗜铬细胞瘤。中医辨为癥瘕。此乃寒凝血滞，积于少腹所致。治以活血祛瘀，温经止痛，拟少腹逐瘀汤加味治疗。处方：小茴香、延胡索、川芎、蒲黄、炒五灵脂各10g，没药、当归、赤芍各12g，干姜6g，肉桂5g，大黄、丹参各15g。每日1剂，水煎，早晚分服。上方服20剂后，精神转佳，四肢温，汗出止，余症同前。原方加三棱、莪术各15g，以增通瘀散结之力。此方连服60剂，左下腹疼痛消失，仅感头昏，乏力，食欲不振，此乃大病后正气大伤，脾气未复。拟益气健脾，佐以活血祛痰。处方：党参、茯苓、山药、黄芪、白术各15g，丹参、桃仁各10g，薏苡仁30g，砂仁、炙甘草各5g。续服4剂而获痊愈。1987年3月26日B超复查未见异常，随访1年，未见复发，现劳动、生活一如常人。

按： 嗜铬细胞瘤属于中医"癥瘕""积聚"范畴。《医林改错》指出"凡肚腹疼痛总不移动是瘀血"。《血证论》也说："瘀血在经络脏腑之间，则结为癥瘕"。此例乃寒凝血滞，积于少腹，固是不移，显为瘀血内结之证，故治以活血祛瘀，温经止痛，方用少腹逐瘀汤加味，尤为适宜。因患者大病之后，正气大伤，宜用黄芪、党参之类以扶正。《神农本草经》谓大黄"主下瘀血血闭，破癥瘕积聚"，故方中重用大黄，后又加三棱、莪术破血，以增强方中通瘀散结之力，且莪术又具有明显的抗癌作用，诸药合而用之，先后服药80余剂，终使瘀祛症消，气血通畅，共病痊愈。[11]

二、血卟啉病（血紫质症）

血卟啉病为先天性卟啉代谢紊乱，卟啉前体（δ-氨基酮戊酸、卟胆原）和（或）卟啉产生过多，在体内聚积而引起毒性反应的一组疾病。根据代谢紊乱发生的部位，分为红细胞生成性血卟啉病和肝性血卟啉病。

临床主要表现为光照后，皮肤暴露部出现红斑、疱疹、甚至溃烂；口腔黏膜可有红色斑点，牙呈棕红色；同时可并发眼损害如结膜炎、角膜炎及虹膜炎等；在病程演进中可伴有急性腹痛，恶心、呕吐等症状。另外，还可见神经精神症状，如下肢疼痛、感觉异常甚至截瘫，也可表现为大脑病变，产生神经、精神症状，如腹痛、高血压等。

本病可归于中医学"腹痛"等范畴，结合患者具体情况，辨证施治。但在其治疗过程中，活血化瘀方法对本病症状的缓解多有较好疗效。

【临床应用】

李氏用少腹逐瘀汤加减治疗女 2 例，男 1 例；年龄 16 ~ 48 岁；病程 6 个月 ~ 2 年。在外院全面体检，无阳性体征。按肠痉挛治疗 2 例，按癔症治疗 1 例。3 例均无诱因与家族史。为间歇性全腹疼痛，其性质有胀痛，剧痛和绞痛，间歇期如正常人。腹痛无规律性，无固定的压痛点。2 名女性腹痛时伴有呕吐和四肢麻木，经前期症状加重。1 例男性腹痛时有紧缩感并放射至阴器，发病与精神因素和情绪有关。体检未见阳性体征。辅助检查：尿紫胆原均为阳性。

用少腹逐瘀汤加减治疗：小茴香 10g，炮姜 5g，延胡索 15g，赤芍 15g，桃仁 10g，红花 10g，蒲黄 10g，五灵脂 10g，葛根 20g，肉桂 5g，丹参 15g，炙甘草 20g，炒莱菔子 20g。水煎至 400ml，每天分 3 次服，1 周后症状明显减轻，4 周后症状全部消失，3 例尿紫胆原转阴。随访半年，1 例男性复发，继服上药 20 剂后，至今无复发。

按：该病病因不明，腹痛考虑是痛则不通之故。少腹逐瘀汤具有活血化瘀，温经止痛的作用。笔者应用此方治疗 3 例血卟啉病患者，症状全部消失，尿紫胆原均转阴。[12]

第四节　其他内科疑难病证

一、见水欲尿

见水欲尿，是以见到水管放水即发生小便不能自行控制、欲解为快的一种病症。本病是成人少有的病症，古典医籍中少有论治。究其病机，肾气盛衰至关重要。因肾司二便，膀胱相表里，守开阖之权。《素问·至真要大论》云："诸厥固泄，皆属于下。"乃由肾气虚衰，开阖失度；瘀血阻络，气化失常所致。针对上述病机，运用补益肝肾、活血化瘀方法治疗，可取得较好的效果。

【病案举例】

杨某，男，48 岁，农民。见水欲尿 3 个月，于 1985 年 7 月 3 日初诊。3 个月前，患者上树摘桃，不慎摔伤阴部，致会阴、阴囊血肿，经抗感染治疗后，血肿渐消，但小便不出，经某院导尿后，解小便半盆。此后，留管则尿，取管则尿不出，无奈，将患者引至厕所，开水龙头放水，诱导小便，约10分钟，小便出，甚感痛快。至此，每见水管放水，则小便不能自控，必解为快。西医给予神经营养药治疗月余，无效。中医用左归丸、金匮肾气丸等调补肾气近2个月，亦无好转，乃请余诊治。症见：面色晦暗，身体消瘦，少腹胀痛，会阴刺痛，得热痛减，舌暗红，苔白，脉涩。证属血凝聚，阴寒客络。治以温经散寒，活络止痛。方用少腹逐瘀汤加减。处方：小茴香、当归、赤芍、川芎、蒲黄、五灵脂、延胡索各10g，仙茅、淫羊藿、巴戟天各20g，干姜、肉桂各6g，桂枝、泽兰、益母草各15g。水煎服，每日1剂。服5剂时，诸症明显减轻，去桂枝、泽兰、益母草，加黄芪30g，鹿角胶20g，胡芦巴15g，连服20剂，临床症状消失。后以金匮肾气丸巩固疗效。

　　按：本例阴部受伤，瘀血阻络，致膀胱气化失常，开阖失司，则见水欲尿。故其治法，应以活血化痛、温通经脉为要。瘀血与好血决不相合，随气血运行而留滞于脏腑经络，犹如江河之淤沙阻滞，瘀血不除，新血不生，血不归经，且瘀积化热，则诸病丛生。故唐容川说："……几系离经之血，与营养周身之血，已睽绝而不合……此血在身，不能加于好血，反而阻断新血之化机，故凡血证，总以祛瘀为要"（《血证论·卷五·瘀血》）。阴部属下焦，故采用具活血祛瘀、温通下焦功用的少腹逐瘀汤加减治疗。方中当归、川芎、赤芍活血祛瘀为主药，辅以蒲黄、五灵脂、延胡索祛瘀止痛，小茴香、干姜、肉桂温经散寒、理气止痛为佐使药，加桂枝、泽兰、益母草温阳化气、行血利水。诸药合用，使瘀血去、经络通、气血和，而临床治愈。[13]

参考文献

[1] 王子坪，李孔就，瞿金鸿．少腹逐瘀汤加减治疗溃疡性结肠炎42例．陕西中医，2007，28（7）：849

[2] 马力行．少腹逐瘀汤治愈慢性结肠炎．四川中医，1991，（4）：25－26

[3] 靳三元．少腹逐瘀汤临床新用．中医研究，1997，4（10）：54－55

[4] 段玉环．少腹逐瘀汤临床新用．河南中医，1995，15（3）：170

[5] 肖家仁．少腹逐瘀汤治"多囊肾"尿血一例．江西中医药：58

[6] 黄道富，肖美珍．少腹逐瘀汤在异病同治中的运用．内蒙古中医药，1990（3）：37－38

[7] 傅昌格，等．少腹逐瘀汤加减治疗泌尿系结石100例疗效观察．中西医结合杂志，1985，5（5）：271

[8] 柯恩炳．少腹逐瘀汤治愈泌尿系结石1例．江西中医药，1991，22（4）：37

[9] 杜梅妹．加味少腹逐瘀汤治疗肾绞痛．四川中医，1985，（7）：36

[10] 贾世复，杨士珍．少腹逐瘀汤加减治疗输尿管结石．光明中医，2006，21
　　　（6）：53
[11] 何悦梅．少腹逐瘀汤加味治疗嗜铬细胞瘤．四川中医，1989，（1）：35
[12] 李秀兰，李明，韩旭东．少腹逐瘀汤治疗血卟啉病3例．吉林中医药．1997，
　　　1：28
[13] 朱大明．见水欲尿症异治二则．四川中医，2002，20（2）：45

第四章

外 科 病 证

一、阑尾炎

阑尾炎是阑尾的炎症，最常见的腹部外科疾病。急性单纯性阑尾炎为早期的阑尾炎，病变多只限于阑尾黏膜或黏膜下层。西医学认为，阑尾腔梗阻和细菌感染是本病的主要发病原因。急性阑尾炎的典型临床表现是逐渐发生的上腹部或脐周围隐痛，数小时后腹痛转移至右下腹部。常伴有食欲不振、恶心或呕吐，发病初期除低热、乏力外，多无明显的全身症状。急性阑尾炎的三种主要类型为急性单纯性阑尾炎、急性蜂窝织炎性阑尾炎和急性坏疽性阑尾炎。急性阑尾炎若不早期治疗，可以发展为阑尾坏疽及穿孔，并局限性或弥漫性腹膜炎。

中医认为本病属于"肠痈"范畴。多因饮食不节，暴饮暴食，或过食油腻、生冷、不洁之物，损伤肠胃，湿热内蕴于肠间；或因饮食后急剧奔走，导致气滞血瘀，肠络受损；或因寒温不适，跌仆损伤，精神因素等，导致气滞、血瘀、湿阻、热壅，瘀滞、积热不散，血腐肉败而成痈肿。

【临床应用】

周氏等采用中西医结合综合治疗急性单纯性阑尾炎96例。其中内服方药少腹逐瘀汤加减：川芎12g、延胡索10g、五灵脂10g、蒲黄10g、赤芍20g、当归15g、没药6g、丹皮10g、薏苡仁20g、败酱草30g、紫花地丁15g、大黄（后下）15g。每日1剂，水煎，分2次空腹服用，7日为1个疗程。若呕吐较重加藿香10g。针刺治疗：取足三里和阑尾穴强刺激，留针1~2小时，每日2~3次。抗生素治疗：腹痛症状轻、无反跳痛，白细胞总数增高不显著者，给予口服甲硝唑0.2g，每日3次，诺氟沙星200mg，每日3次治疗；腹痛症状重，伴反跳痛及体温升高，白细胞总数增高显著者，给予青霉素、甲硝唑静滴治疗。疗效评定标准：显效：腹痛症状消失，体温恢复正常，消化道症状消失，查体无压痛及反跳痛，血常规恢复正常。无效：腹痛及消化道症状加重，查体压痛及反跳痛仍存在或加重，血常规仍有异常。本组96例经内服药品及针刺配合抗生素治疗而愈。3例小儿患者不接受内服中药治疗而予抗生素静滴及针刺治疗而愈。4例保守治疗无效而采取阑尾切除术，术中发现阑尾结石梗阻。总治愈率96.1%（99/103）。随访无一例复发，无并发症发生。[1]

【病案举例】

患者，女，17岁，学生。因转移性右下腹痛8小时伴恶心收住院。查体：体温37.8℃，右下腹麦氏点压痛，反跳痛不明显，白细胞计数 $11 \times 10^9/L$，诊断为急性单纯性阑尾炎。给予少腹逐瘀汤加减，每日2次，同时给予青霉素800万IU、阿米卡星0.6g静脉滴注治疗。1日后症状减轻，3日后症状及伴随症状消失，停用抗生素。再单纯口服中药3剂巩固治疗，未见复发。[1]

二、慢性阑尾周围脓肿

慢性阑尾周围脓肿是由急性单纯性阑尾炎发展而成的腹部疾病。其主要的发病原因就是由于急性阑尾炎症的扩散，并未未及时诊治，使阑尾被大网膜黏连包裹成炎性包块，继之阑尾坏疽、穿孔、局限性腹膜炎形成阑尾脓肿。临床表现为右下腹疼痛剧烈，伴高热寒战，口干喜饮，腹壁紧张，难以转动，大便不下、尿黄短赤。检查可触及中等硬度肿块，有波动感，表面光滑，压痛而不活动，严重者高热不退，腹壁水肿。

本病属中医"肠痈"范畴。其发病主要因饮食不节等导致肠道传导失常，糟粕积滞，湿热蕴滞肠内、瘀血凝阻肠中，生湿生热，遂致气血不和，热蕴炽盛、热盛腐肉而成脓，脓溃则破，溢于四周，故成脓肿。

【临床应用】

蒋氏用本方加减治疗慢性阑尾周围脓肿20例。基本方：蒲黄12g，五灵脂15g，没药10g，乳香10g，延胡索15g，当归12g，赤芍药12g，川芎9g，小茴香6g，肉桂3g，穿山甲（应使用相应替代品）12～15g，皂角刺12g，王不留行10g，浙贝母10g。水煎服，每日1剂，分早、晚2次空腹服。局部肿胀疼痛明显加三棱、莪术各10g；大便似痢不爽者加木香、槟榔各9g；发热者去小茴香、肉桂，加红藤、败酱草各30g；瘀滞明显者加丹参30g；病史较长，肿块坚硬者加蜈蚣0.5g，日1次冲服。治疗结果：治愈（症状、体征消失）8例；好转（症状、体征明显改善）10例；无效（症状、体征治疗前后无变化）2例。总有效率为90%。[2]

【病案举例】

丁某，男，49岁，农民。1997年4月9日初诊。慢性阑尾周围脓肿3个月，曾多次静脉滴注青霉素、庆大霉素等药物效果不理想而来我院就诊。症见：右下腹坠胀疼痛，活动后疼痛明显加重，无发热，口干渴不欲饮，舌质紫暗有瘀斑，脉弦涩。触诊：右下腹部可触及鸡蛋大小的包块，边缘不清，有压痛。诊断为慢性阑尾周围脓肿。中医诊断：肠痈。辨证：脓毒未尽，气血瘀阻脉络。予少腹逐瘀汤加减连服15剂，肿块消失，继服3剂巩固疗效，随访1年未复发。[2]

三、阿米巴肝脓肿

阿米巴肝脓肿是阿米巴肠病最常见的并发症，以长期发热、右上腹或右下胸痛、全身消耗及肝脏肿大压痛、血白细胞增多等为主要临床表现，且易导致胸部并发症。大多缓起，有不规则发热、盗汗等症状，发热以间歇型或弛张型居多，有并发症时体温常达39℃以上，并可呈双峰热。体温大多午后上升，傍晚达高峰，夜间热退时伴大汗。患者肝脏往往呈弥漫性肿大，病变所在部位有明显的局限性压痛及叩击痛，肝脏下缘钝圆，有充实感，质中坚。部分患者肝区有局限性波动感。黄疸少见且多轻微，多发性脓肿中黄疸的发生率较高。

中医肝脓肿属中医"肝痈""胁痛"等范畴。多因外感湿热，七情内郁，跌仆闪挫，饮食内伤所致，或肝郁而气滞血瘀，久而成痈。治疗以清肝泻火、理气开郁、解毒排脓为大法，正虚邪恋者，可考虑扶正祛邪、托毒排脓。

【病案举例】

秦某，男，40岁。1977年4月5日初诊。患者于同年元月因腹痛诊为阿米巴肝脓肿入院治疗，用抗生素、甲硝唑、穿刺抽脓12次、输血等治疗，3月7日出院。4月5日因旧病复发再次入院，超声波检查：右锁中线至右腹前线5～6肋间皮下3cm处有液平面4～5cm。患者拒绝抽脓，改用中药治疗。症见面黄、颜面及下肢浮肿，短气乏力，懒于言行，纳少，右肋胁微肿胀痛。舌淡，舌边有瘀点，舌苔厚白，脉细涩。此为气血两亏，瘀血停滞于肝。失血产生血肿，瘀血化水，亦发为水肿，故出现浮肿，余症亦为气血两虚及瘀血所致。证属气血两虚、瘀血凝滞。《临证指南医案》云："治之之法……气虚则补中益气，气滞则开郁宣通，血衰则养营以通络，血瘀则入络以攻痹。"遂循先贤之法，拟少腹逐瘀汤加味。方药：小茴香5g，干姜5g，炙甘草5g，升麻5g，陈皮5g，延胡索10g，白术10g，柴胡10g，五灵脂10g，当归10g，川芎 10g，蒲黄 10g，赤芍 10g，党参 20g，黄芪 20g，肉桂 1g。水煎服 5 剂后，诸症减半。前方应手，继续进 10 剂。后用归脾汤加减调治 1 月，诸恙告差。5 月 10 日超声波复查：右胁间皮下未见液平面。至今未复发。[3]

四、大网膜综合征

大网膜黏连综合征是指因腹腔炎症或阑尾等腹部脏器手术后，大网膜与周围组织黏连，而导致横结肠功能紊乱，产生轻重不等的类似肠梗阻的症状。手术中大网膜游离端由于炎症存在而未切除，与周围组织发生黏连。关腹时，大网膜及肠管外逸，缝合腹膜时可将大网膜缝扎在内；或者由于游离过长的大网膜与病灶发生黏连，而影响了横结肠的正常功能。黏连的大网膜可发生纤维性变，脂肪消失，大网膜缩短 1/6 ~ 1/4 不等，横结肠可被拖至腹腔下部，造成部分梗阻。一般黏连程度和横结肠下移及梗阻程度成正比。其症状可在阑尾切除后 2 周或数年内发生。主要表现为餐后出现恶心，重者有呕吐。有不同程度的便秘，一般 3 ~ 7 日排粪 1 次，重者可 10 天排粪 1 次或更久。躯干伸直时腹部有牵扯痛。

本病属中医学"腹痛"范畴，辨证多属腑气不通、气滞血瘀等证，故在治疗上，多从行气通腑、活血祛瘀入手。

【病案举例】

患者王某某，女，43 岁，农民。1983 年 4 月 7 日初诊。于 1951 年春行输卵管结扎手术，术后出现下腹部疼痛，3 年后在当地县医院经外科检查，诊断为"大网膜综合征"。1981 年再次进行手术治疗，术后仍感小腹疼痛，且引及腰脊。多年来虽然经抗生素、激素以及理气止痛之中药治疗，病情却日趋加重：现腰部不能挺直，行走不能稍快，否则痛势便增剧，小腹左侧有按压痛，舌有紫气，左半部有瘀斑，苔薄白，脉弦涩。证属瘀血内阻，气机失畅，不通则痛。治当活血祛瘀，方选少腹逐瘀汤化裁。处方：桃仁 10g，红花 10g，当归 12g，川芎 12g，乳香 10g，没药 10g，土鳖虫 6g，赤芍 12g，川牛膝 15g，青皮 10g，柴胡 10g，小茴香 10g，甘草 6g，失笑散（包）10g。五剂。1 剂药后，全身微有汗出，腹部疼痛随之减轻，服至 3 剂时，腰部已渐能挺直，5 剂服完，腹疼明显减轻。原方续服 12 剂，腹疼消失，余症皆除，随访 2 年，一直参加农业劳动，未见复发。

按：本例属中医学"腹痛"范畴，由腹部手术后引起。辨证分析：瘀血内阻之象明显，故用少腹逐瘀汤以活血祛瘀，温经止痛。据现代药理研究，本方能改善循环，促进手术后可能引起的黏连等的软化、吸收，并有显著的镇痛作用。药后，6年痛疾，果于1个月获愈。[4]

五、肠黏连

肠黏连是一种外科术后常见并发症，尤其是阑尾炎或盆腔手术后并发肠黏连的机会最多。肠黏连的严重程度与每个人对腹膜或肠管浆膜的损伤反应的敏感性有关。有的患者在完全清洁且极细致的手术后可发生广泛的黏连；有的病例在严重的腹膜炎后却可以完全不发生黏连；还有的病例初期有过较多的纤维性软性黏连，不久就能完全吸收；另有一些病例不仅没有被吸收，反而成为持久性的纤维膜样黏连或索带样黏连。

肠黏连临床较为常见，系腹部手术、创伤或腹膜炎症等损伤肠管所致，以屡发腹痛，时有腹胀或肠型，能进食而无呕吐为典型特征，属中医学"腹痛""肠结"范畴。肠黏连患者的症状可因黏连程度和部位而有所不同。轻者可无任何症状，或偶尔在进食后出现轻度腹痛腹胀；重者可经常伴有腹痛腹胀、排气不畅、嗳气、呃逆、大便干燥等。故多从通腑行气，活血化瘀入手治疗。

【临床应用】

宋氏用本方加味治疗肠黏连及黏连性不完全性肠梗阻38例。其中一般性肠黏连22例，黏连性不完全性肠梗阻16例。处方：小茴香9g，延胡索9g，没药9g，生蒲黄9g，炒五灵脂9g，桃仁9g，川芎15g，赤芍15g，当归15g，肉桂6g，芒硝6g，木香6g，大黄（后下）12g，甘草3g。水煎服，每天1剂。若伴有炎症者加金银花、败酱草；疼痛较剧者加生白芍、甘草；大便干结者，重用大黄，加莱菔子；食欲不振者加白术、焦山楂；腹胀满者加厚朴、枳壳、青皮；体虚者去五灵脂，加党参、黄芪。治疗效果：治愈（症状、体征消失，停药后1年无复发）23例，好转（症状、体征消失，停药后复发次数明显减少）13例，无效（治疗前后症状、体征无变化）2例。[5]

【病案举例】

1. 范某，女，25岁。患者于2001年4月初作剖宫产术，术后10余天，感腹胀、腹痛、排便不畅，诊为黏连性肠梗阻。经住院保守治疗，症状、体征消失出院。但1月之间，腹胀痛等症状反复发作3次，皆用保守治疗而愈。5月15日患者再次发病，邀余诊治。诊见：患者下腹部疼痛，按之痛甚，腹胀满，腹部可见肠型，扪之软，无反跳痛，听诊闻及气过水声。患者时感肠内气体冲窜不宁，时作时止，不思饮食，大便不畅，舌质稍暗红、有瘀点、苔白，脉弦。诊为黏连性不完全性肠梗阻。证属血瘀肠膜，腑气不畅。拟少腹逐瘀汤加减治疗处方：小茴香9g，延胡索9g，没药9g，生蒲黄9g，炒五灵脂9g，枳壳9g，大黄（后下）9g，炮姜12g，川芎15g，赤芍15g，当归15g，焦山楂15g，肉桂6g，芒硝6g，木香6g，甘草3g。水煎服，首日2剂，频频服之，以大便畅、腹痛减为度。以后每天1剂，分2次服。首日服药2剂后，便畅，腹痛大减。继服5剂，诸症悉除。上方减大黄为6g，芒硝3g，继服20余剂，告愈。随访1年无复发。[5]

2. 周某某，女，26岁，工人，1983年12月15日就诊。患者1年前因急性化脓性阑尾炎，在某医院行阑尾切除术，术后经常突发脘腹绞痛，经胃肠钡透摄片，诊为肠黏连。每因感寒诱发，曾肌内注射胎盘组织液、糜蛋白酶及多种解痉镇痛药，叠治不效；投理气止痛之剂，偶能缓解，病终未愈。就诊时的症状为：右侧少腹疼痛频作，状如针刺，痛甚恶心呕吐，腹部隆起，可见肠型，肠鸣音增强，右下腹可触及3cm×4cm包块，轻微压痛，固定不移，局部冰冷，施热敷揉按而刺痛趋缓，面白，形寒神疲，四肢厥冷，舌质淡边布瘀点、苔薄，脉沉弦涩。此素体阳气不足，复因手术损伤脉络，致寒瘀互结少腹，邪留肠腑，传导受阻，不通则痛矣。治当遵六腑以通为用，投少腹逐瘀汤加减以活血祛瘀，温通散寒。处方：肉桂（焗）6g，小茴香6g，川芎9g，干姜9g，当归尾10g，桃仁10g，红花10g，延胡索10g，失笑散（包煎）12g，赤芍12g，白芍12g，炙甘草5g，制乳香5g，制没药5g。日1剂，浓煎，早晚各服1次。服药8剂，全身初感烘热，继则微微汗出，手足觉暖，脉来和缓有力，腹痛衰其七八，唯仍形寒畏冷，包块仍可触及。病势初减，阴寒尚盛，寒瘀未得尽化。遂酌加附子6g，香附10g，以增其温散之力，守方服至18剂，腹痛、包块消失，诸恙告愈，钡透摄片复查未见异常。随访年余，未见复发。[6]

3. 王某，女，24岁。1996年8月16日就诊。4个月前行剖宫产术，术后半个月至今，右下腹部时有刺痛，平素尚可耐受。时或腹痛大作，矢气或大便后，腹痛始缓解。西医按术后肠黏连，予消炎、解痉、通便诸法，终无良效，建议中医治疗。诊见右下腹部压痛不移，无包块，舌暗边有瘀血点，苔白，脉弦。B超示：肠胀气。血常规无异常。证属少腹瘀血阻络（术后肠黏连）。以少腹逐瘀汤加减：炒灵脂、生蒲黄、桃仁、木香、乌药、槟榔各12g，桂枝10g，延胡索、生大黄（后下）各18g，厚朴、炒莱菔子各30g。每日1剂，水煎服。3剂后便畅痛止。上方去生大黄，继进6剂巩固疗效。并嘱注意饮食调理，保持大便通畅，每日1行。随访至今无复发。[7]

4. 李某，男，41 岁，干部。1978 年 5 月 14 日初诊。于 1977 年 9 月中旬因患假性肠炎小肠狭窄行手术治疗。术后即腹痛腹泻，日行 4～5 次。经治疗，痛泻减轻出院。7 个月来每于黎明前寅卯之时泻 1～2 次。泻里急腹痛、痛处不移，多为糊状便，有轻微后重感。便后即觉畅快。大便镜检正常。西医诊断为：肠黏连，肠功能紊乱。曾服四神丸、苓桂术甘汤、桂附之类少效，形体日渐消瘦。查其腹痛拒按，舌质淡红边尖有瘀点、脉弦细涩。综其病因、脉证，乃瘀血晨泻。欲疏其流，先凿其源。崇王氏少腹逐瘀汤加味：黄芪 15g，白术 19g，赤芍 9g，红花 6g，当归 6g，五灵脂 9g，蒲黄 6g，延胡索 6g，没药 6g，肉桂 5g，小茴香 9g，干姜 6g。服 2 剂，腹痛稍减，晨泻仍行。二诊上方再进 4 剂，腹痛轻，大便转稠厚。药既中病，不必更方。继续服 12 剂则大便成形而告愈。3 月后随访未复发。

按：《医林改错》云："五更天泻三两次，古人名曰肾泻，言是肾虚，用二神丸、四神丸等药，治之不效，常有三五年不愈者。病不知源，是难事也。不知总提上有瘀血，卧则津门挡严，水不能由津门出，由幽门入小肠，与粪合成一处，粪稀溏，故清晨泻三五次。用此方逐总提上瘀血，血活津门无挡，水出泻止。三五付全痊愈"。本案因瘀血阻滞，血病及气，气血瘀塞，气化不行，传导失常。天明之时，因阳气鼓动，故泻前里急腹痛，有紧迫感。运用少腹逐瘀汤血活气和，旋转自若，气机化而水湿行，不止泻而泻止。王氏所言其理似玄，然其法可取。[8]

六、肠梗阻

肠梗阻是指任何原因引起的肠道通过障碍，而导致肠道和全身的病理变化。肠梗阻是小儿时期比较常见的急腹症。肠梗阻大致可分为机械性（器质性）和动力性（功能性）两大类。它与阑尾炎、胆石症、溃疡病穿孔并称常见四大急腹症。发病急剧，并发症多，有时造成诊治困难，在外科临床具有特殊的重要性，肠梗阻不但可引起肠管本身解剖与功能上的改变，并可导致全身性生理上的紊乱，临床病相复杂多变。

中医学认为，大小肠功能是"泄而不藏"以通为用，以"泄塞上逆"为病。肠梗阻时胃气下承功能异常，腑气不降，结合西医学研究进展，瘀血在该病的发生、发展过程中起着重要的作用，故应结合患者具体情况，采用活血化瘀、通腑降气等方法辨证施治。

【病案举例】

患者，男，52岁。1998年4月10日因大便秘结、胸闷气急1周入院。入院诊断：直肠腺癌保留肛门根治术后，右肺转移癌。电子肠镜示乙状结肠有突入肠腔的肿块，肠腔狭窄，镜身无法通过。予对症治疗及大承气汤合泻白散煎服，2日后症状无缓解，并出现腹痛腹胀，继而恶心呕吐。查体：肠鸣音亢进，腹肌紧张，左下腹可叩及硬块物质。舌质紫暗，苔白，脉沉涩。腹部平片可见液平面。遂胃肠减压，24小时后于胃管内注入少腹逐瘀汤加减煎液30ml，1次/2小时。并拟三棱10g，莪术10g，生大黄10g，水蛭10g，炙甘草10g，三七粉（冲）10g，白芍90g，水煎浓缩过滤，待温度至37℃时，直肠缓慢滴注200ml（50分钟滴完），2次/日，同时辅以营养支持。上注下灌10小时后，患者解出深褐色羊粪状颗粒大便约小半痰盂，随后腹胀腹痛减轻，恶心呕吐未作，以后每天大便1次，呈颗粒状或细条样黄色粪便，5日后腹胀腹痛完全消失，停止胃肠减压，改用少腹逐瘀汤加生大黄、白芍、三七粉、泽漆，水煎灌肠，嘱患者进少量流食、半流食，2周后可进软食，胸闷气急也随之消失。持续直肠滴注30日，其间顺利实施FP加CF方案化疗，2个月后电子肠镜复查示乙状结肠肿块缩小50%以上。

按：清·王清任曰："肚腹结块，必有形之血"。晚期肿瘤所致的肠梗阻虽系急腹症，但往往放弃手术治疗。笔者体会，唯化瘀通腑才可改变梗阻。该案灌肠方中以大剂量的白芍缓急止痛，配甘草酸甘化阴润燥以缓解梗阻局部的痉挛，生大黄通腑活血，三七粉、三棱、莪术、水蛭化瘀散结，诸药合用，刚柔相济，避免逐瘀药的破血动血之弊。梗阻解除后继以少腹逐瘀汤加味灌肠，意在持续局部用药，以取渐消缓散之功。[9]

七、痔疮

痔疮包括内痔、外痔、混合痔，是肛门直肠底部及肛门黏膜的静脉丛发生曲张而形成的一个或多个柔软的静脉团的一种慢性疾病。通常当排便时持续用力，造成此处静脉内压力反复升高，静脉就会肿大。妇女在妊娠期，由于盆腔静脉受压迫，妨碍血液循环常会发生痔疮，许多肥胖的人也会罹患痔疮。外痔有时会脱出或突现于肛管口外。但这种情形只有在排便时才会发生，排便后它又会缩回原来的位置。无论内痔还是外痔，都可能发生血栓。在发生血栓时，痔中的血液凝结成块，从而引起疼痛。治疗上除饮食调养、生活习惯调整外，在必要时仍需手术治疗。

在中医学中，对痔的含义论述较多，如《说文解字》中说："后病也。"《增韵》中说："隐疮也。"从字义来解释，痔与峙同义，即高突的意思。如《医学纲目》中说："肠澼为痔，如大泽之中有小山突出为痔，人于九窍中，凡有小肉突出皆曰痔。"《奇效良方·肠澼痔漏门》中还说："痔于肛门生窟，或在外面或在内，有似鼠乳者，有似樱桃者，其形不一；其病有痛有痒，有硬有软，……有肿痛便难者，有随大便下清血不止者，有穿窍血出如线者。"故对其治疗，应结合患者具体情况，辨证论治，结合对病机的认识，选用益气升提、活血化瘀、清热化湿的方法积极治疗。

【临床应用】

1. 赵氏用本方加减治疗血栓痔800例。基本方：当归12g，生蒲黄10g，炒姜片、川芎、炒没药、炒延胡索各6g，肉桂、小茴香各3g。加减法：大便干燥加肉苁蓉或火麻仁、郁李仁；痔核水肿加木通、车前子或泽泻；气滞腹胀者加延胡索、木香；气虚脱肛者加党参或黄芪。用法及注意事项：每日4剂，水煎后分2次服，早晚各服一半，连服3日，3日后不再服药，只用作外洗。治疗期间，每日将药渣或本方中药加入花椒30g，布包后加温水1000~1500ml煮沸5~8分钟，晾温后热敷患处，每日3~5次。外洗7~10日为1疗程。忌服辛辣之品和刺激性食物。治疗结果：本组经10日治疗后，症状消失、血栓吸收、炎性水肿消退者750例，占93.75%，症状基本消失但未完全吸收者50例，总有效率占100%。[10]

2. 冯氏等用少腹逐瘀汤治疗血栓性外痔80例。处方：当归12g，川芎、赤芍、蒲黄、小茴香、延胡索各10g，炒五灵脂15g，肉桂3g，炒姜6g。大便秘结加肉苁蓉、火麻仁、郁李仁；痔核水肿明显加木通、车前子、泽泻；气滞加香附、陈皮；气虚加党参、黄芪。治疗效果：痊愈75例（症状消失，血栓吸收，水肿消退），好转5例（症状减轻，血栓水肿部分吸收缩小），总有效率为100%。[11]

八、静脉炎

血栓性静脉炎是指静脉血管腔内急性非化脓性炎症的同时伴有血栓形成，是一种常见的血管血栓性疾病，病变主要累及四肢浅静脉和深静脉。血栓可以引起炎症，炎症也可以引起血栓，两者互为因果。

静脉炎属于中医"脉痹""血痹""恶脉""肿胀""筋瘤""瘀血流注"等证范畴，多见于中、老年人。其临床特点为患部肿胀、疼痛，站立或劳累加重，患部皮色加深、皮温升高。其病机为湿热下注，气血瘀阻和气血失和而致。故在治疗上，多辨证论治，采用益气活血、清热化湿等方法治疗。

【临床应用】

李氏等用少腹逐瘀汤治疗脉痹 66 例。处方：小茴香 12g，肉桂 10g，当归 12g，川芎 12g，生蒲黄 10g，五灵脂 15g，赤芍 15g，生没药 10g，延胡索 15g，干姜 6g，丹参 15g。病发于两胁者加王不留行 15g、丝瓜络 15g；发于腹部者加青皮 10g，橘核 20g；局部红肿有烧灼感者加金银花 30g、蒲公英 20g、天葵子 15g。治疗效果：本组 66 例患者经治后治愈 53 例，患者胸腹壁硬条状物消失，拉紧皮肤后无凹陷沟，无压痛与不适感。好转 13 例，硬条索状物部分消失，一般劳作及按压时无明显不适或疼痛，其中多为自动停药者。全部病例中服药最多者 46 剂，平均 20 剂。[12]

【病案举例】

张某，男性，27 岁，1978 年 7 月 8 日初诊。患者腹部发现硬条索状物 1 个月余，直腰时左前腹壁牵拉疼痛。发病第 2 日曾来本院就诊，诊断为"腹壁浅静脉炎"，行青霉素及中药治疗但效果不明显。检查发现患者左侧腹壁有约 20cm 纵行条索状物，触之硬且压痛明显，局部肤色无改变，但略见条状隆起，用手压迫并拉紧条索状物两端，可见明显凹陷性浅沟。脉弦紧，舌质暗红，舌苔薄白润，体温及血常规正常。诊为脉痹（气血凝滞型），治疗以少腹逐瘀汤基本方，加橘核 20g、青皮 15g、丹参加至 30g，每日 1 剂，服药 3 剂痛止，9 剂后腹部条索状物变软，原方再进 6 剂后条索状物消失，诸症悉除。[12]

九、术后非感染性发热

发热是术后最常见的症状，约 72% 的患者体温超过 37℃，41% 高于 38℃。术后发热一般不一定表示伴发感染。但如果术后第一个 24 小时出现高热（39℃），如果能排除输血反应，多考虑链球菌或梭菌感染，吸入性肺炎，或原已存在的感染。治疗上在明确感染后，应积极应用抗生素予抗菌对症治疗。

手术后非感染性发热（以下简称术后发热）属中医学内伤发热范畴。本病发热除颅脑手术后常有高热外，一般多表现为中低热，且发热以午后潮热或晨轻暮重、日轻夜重等为多见。其基本病机以气血阴精亏虚为主。原因主要有如下几个方面：一是需手术治疗的疾病如肿瘤、消化性溃疡、上消化道出血、严重外伤及产科手术等，原来就已存在气血阴精耗损不足；二是手术前后忧伤思虑，使脾气受伤，气血化生不足；

三是手术乃人为的金刃损伤,必然产生不同程度的气血耗伤。以上因素均可导致或加重气血阴精的亏虚,最终引发内伤发热。其中,血虚、阴精亏损皆可导致阴阳失调,阴不足无以敛阳,阳气偏亢而发热;而气不足者则阴火内生而发热。此外,由于手术治疗本身的特殊性,术后发热还常见到气滞血瘀、肝郁气滞之病机夹杂其中。总之,术后发热基本病机是气血阴精亏虚,以正虚为主,兼见病机为血瘀、肝郁、气滞。

对手术后发热的辨证治疗,应根据证之虚实,谨守病机,以扶正退热为主。临床以滋阴潜阳、益精养血、补中益气、活血化瘀等法为多用。即使对热势较高者,亦切不可妄用发散或苦寒之剂,因为发散之法,仅适用于外感之热,用于内伤发热则易耗伤津。苦寒之剂,可清实证之热,用于内伤发热则易化燥伤阴或伤胃碍脾,反使病情加重。临床辨证治疗时,应详析病机,多种病机同时兼见者,宜紧扣病机,多法兼用。对兼有气滞血瘀或肝郁气滞者,宜辅以活血化瘀、疏肝解郁等法;对气阴两虚者,治以益气养阴清热之法;阴虚肝郁者治宜滋养肝肾、疏肝解郁清热。

【病案举例】

王某某,女,45岁,工人,2000年3月15日初诊。因患子宫肌瘤于1月前行子宫切除术,术后切口愈合良好,但持续发热。午后为甚,体温波动在37.2~38.3℃之间,曾服抗生素和退热药无效。症见:发热,口渴而不欲饮。肌肤甲错,有皮屑脱落,胸闷腹胀,小腹疼痛拒按,大便3日未行,食纳尚可,舌质紫暗有瘀斑,舌苔薄白,脉细涩。证属瘀血发热。治以通经活络,祛瘀生新。用少腹逐瘀汤加减:当归15g,川芎12g,赤芍12g,炒蒲黄9g,五灵脂9g,制没药9g,小茴香3g,牡丹皮12g,生姜3片,大黄(后下)15g。1剂后下黑粪数枚,顿觉浑身轻松,2剂后热退身凉。仍感口干咽燥,小腹时痛,于上方加生地30g,2剂,药后诸症痊愈。

按:本案由于术后离经之血阻于下焦,气血郁遏不通,故而发热。瘀血不祛,新血不生,故肌肤甲错,皮屑脱落;气机阻滞,故胸闷腹胀,小腹疼痛拒按,大便不行;舌脉均为瘀血之象,故以少腹逐瘀汤去辛热之肉桂,易干姜为生姜以加强其辛散通脉之力。另加大黄、牡丹皮祛瘀生新,凉血活血。故一剂而大效,一诊后患者口干咽燥,是为热邪伤津之证,故重用生地以滋阴凉血而收全功。[13]

参考文献

[1] 周茂伟，郭怀菊．中西医结合治疗急性单纯性阑尾炎．现代中西医结合杂志，2006，15（7）：922－923

[2] 蒋国莲．少腹逐瘀汤加减治疗慢性阑尾周围脓肿20例．河北中医，2000，22（1）：59

[3] 黄道富，肖美珍．少腹逐瘀汤在异病同治中的运用．内蒙古中医药，1990

[4] 沈达荣．少腹逐瘀汤治愈大网膜综合征一例．江苏中医杂志：46

[5] 宋建忠．少腹逐瘀汤加味治疗肠黏连38例．新中医，2004，36（1）：61－62

[6] 汤文学．少腹逐瘀汤治寒瘀内闭型肠黏连．新中医：44

[7] 靳三元．少腹逐瘀汤临床新用．中医研究，1997，4（10）：54－55

[8] 张新志．瘀血晨泻验案．1985，6（12）：547

[9] 花海兵，顾国龙，陈正平．逐瘀类方治疗消化道癌性梗阻举隅．中国中西医结合消化杂志，2006，14（2）：135

[10] 赵凤英，马旖旎．少腹逐瘀汤治疗血栓痔800例．陕西中医，2005，26（8）：821

[11] 冯振龙，赵凤英．少腹逐瘀汤治疗血栓性外痔80例．湖北中医杂志

[12] 李永灿，高桂芝．少腹逐瘀汤治疗脉痹66例．中医民间疗法

[13] 钱爱云．少腹逐痛汤临床应用举隅．江西中医药，2003，（2）：38

第五章

妇 科 病 证

第一节 月经疾病

一、痛经

痛经是指经期前后或行经期间，出现下腹部痉挛性疼痛，并有全身不适，严重影响日常生活者。分原发性和继发性两种。经过详细妇科临床检查未能发现盆腔器官有明显异常者，称原发性痛经，也称功能性痛经。继发性痛经则指生殖器官有明显病变者，如子宫内膜异位症、盆腔炎、肿瘤等。西医学研究认为，痛经的痛感系多源性，由子宫收缩异常，子宫缺血、缺氧，性激素周期性变化和子宫峡部神经丛的刺激等因素所致。

中医认为"经水出诸肾"，和肾功能有直接关系，也和脾、肝、气血、冲脉、任脉、子宫相关。痛经主要常见的病因是在肾气亏虚、气血不足的基础之上，加上各方面的压力，令肝气郁结，以致气血运行不顺，造成痛经。因此，调经治疗大法以补肾、健脾、疏肝、调理气血为主。痛经患者多因经期产后感受寒邪，或过食寒凉生冷，寒客冲任，与血相搏，致子宫冲任气血失畅，经前经期气血下注冲任，子宫气血更加壅滞，"不通则痛"，发为痛经。临床寒凝血瘀证较为多见，治疗应以温经散寒、化瘀止痛为主。

【临床应用】

1. 葛氏应用少腹逐瘀汤治疗 95 例病例，病程 3 个月~15 年，疼痛时间持续 2~5 日，随机分为治疗组和对照组。治疗组 52 例，年龄 13~38 岁，平均年龄（24.75±6.58）岁；对照组 43 例，年龄 13~37 岁，平均年龄（24.37±7.40）岁。两组患者在年龄、病程、疼痛时间、疼痛程度上无显著性差异，具有可比性。病例均符合原发性痛经的诊断标准及中医痛经寒凝血瘀证诊断标准。

治疗组以少腹逐瘀汤加减治疗。方药组成：小茴香 3g，干姜 6g，延胡索 9g，当归 9g，川芎 9g，肉桂 3g，赤芍 6g，蒲黄 9g，五灵脂 6g，片姜黄9g。用法：水煎，每日1剂，分2次温服。经前1周起口服，至经净停服，连服3个月经周期，停药后观察3个月经周期。经期腹痛伴大血块排出或血块量多，加三棱9g，以加强破血行瘀之功；经期腹痛伴恶心呕吐，加半夏9g，姜竹茹9g，以和胃降逆；经期腹痛冷痛较剧，加艾叶6g，吴茱萸6g，以温经散寒；经期腹痛伴腹胀、乳房胀痛，加青皮9g，乌药9g，川楝子6g，以理气行滞。

对照组口服月月舒痛经宝颗粒。用法：开水冲服，每日2次，每次1袋。经前1周起口服，至经净停服，连服3个月经周期，停药后观察3个月经周期。

观察2组用药后及停药3个月经周期后经期腹痛的情况及其他伴随症状的情况。参考国家中医药管理局颁布的《中医病证诊断疗效标注》。

结果治疗组52例，痊愈32例，显效15例，有效2例，无效3例，总有效率94.23%；对照组43例，痊愈9例，显效11例，有效14例，无效9例，总有效率79.07%。治疗组总有效率高于对照组，2组比较有显著性差异（$P<0.05$）。[1]

2. 张氏用本方在经期治疗血瘀痛经63例。处方：小茴香、蒲黄、当归、延胡索、五灵脂各10g，没药、川芎各6g，赤芍12g，肉桂、炒姜各3g。加减法：寒重痛甚加炒姜、肉桂至6g散寒止痛；夹湿而泻加苍术、陈皮各10g，茯苓12g，祛湿；气滞而胀加香附、青皮各10g，枳壳12g，理气导滞；年龄小而寒轻者减肉桂、炒姜至1.5g，血瘀甚加没药至10g，赤芍至15g。服法：水煎服，每天1剂，每月行经的第1日开始服药，服3~5剂，经停药即停，1个月经期为1疗程，服1~3个疗程。饮食宜忌：治疗期间勿食寒凉生冷，忌油腻，以清淡温鲜为主。疗效标准痊愈：临床症状全部消失，年随访未复发。好转：病痛减轻，随访尚有少许血块。无效：3个疗程后症状无改善。治疗结果63例中，1个疗程治愈者23例，2个疗程治愈者25例，3个疗程治愈者10例，占92.06%；好转4例，无效1例，总效率为98.41%。[2]

3. 夏氏用本方治疗继发性痛经78例。78例中年龄21~30岁30例，31~40岁39例，41岁以上9例，病程3个月~11年。相当于西医子宫内膜异位症38例（49%），慢性盆腔炎25例（32%），其他15例（19%）。按疼痛程度将痛经分为轻、中、重三度，轻度13例，疼痛可忍受，能坚持工作或学习；中度23例，疼痛难忍，难于坚持工作或学习，需服止痛药，但全身症状不明显；重度42例，疼痛剧烈，不能坚持工作或学习，全身症状较重，甚至出现晕厥，必须使用止痛剂。中、重度病例占 83%，经中医辨证均为实证。处方：小茴香 12g，干姜 5g，延胡索 30g，没药 6g，当归 9g，川芎 6g，肉桂（后下）6g，赤芍药 12g，蒲黄、五灵脂（布包煎）各 12g。服法：按疼痛程度不同，服药时间亦有所不同。轻、中度：经前 3 天服至行经第 2 天，每日 1 剂，水煎，早晚温服，或痛时服用 3 天；重度：平时隔日 1 剂，至经前 1 周始每日 1 剂，服至月经第 2 天。经前 1 周勿食生冷瓜果及饮料，避免贪凉饮冷。78 例患者，多数连服 3 个月经周期，少数病例服药 2 个月消除疼痛，最长用药为 6 个月经周期。治疗结果：78 例中痊愈 23 例（29%），显效 42 例（54%），好转 11 例（14%），无效 2 例（3%），有效率为 97%。[3]

4. 张氏用少腹逐瘀汤配合针灸治疗 130 例痛经患者，年龄 13～38 岁，病程 3 个月～12 年，疼痛持续时间 12 小时～8 天，轻度痛经 42 例，中度 49 例，重度 39 例。并经中医辨证以寒凝血瘀证为主，或夹杂有气血亏虚、肝肾不足之证。治疗方法：治疗组：①口服少腹逐瘀汤（由当归 15g，赤芍 15g，川芎 6g，没药 9g，延胡索 9g，五灵脂 9g，生蒲黄 9g，小茴香 3g，干姜 6g，肉桂 3g 等组成），呕吐剧加砂仁 5g，吴茱萸 6g；乳房、双胁胀痛加川楝子 9g，香附 12g；经水难下加益母草 15g；腰痛甚加杜仲 10g，续断 10g，去没药避免攻逐过度伤正。每日 1 剂，经前 3 天开始服，连服 7 天，连续服用 3 个月经周期。②针灸治疗：穴位处方：气海、中极、足三里（双）、三阴交（双）、子宫穴。操作：经常规消毒，用 26 号 2 寸毫针在上述穴位进针约 1 寸，行平补平泻手法，出现针感后，将艾绒搓成团，裹于针柄上点燃，灸 3 壮（约 30 分钟）后出针，经前 3 天开始治疗，每日 1 次，7 天为 1 个疗程，连续针灸 3 个月经周期。对照组：以吲哚美辛片口服，每次 25mg，每天 3 次，饭后半小时服，经前 3 天开始服，连服 7 天，连续 3 个月经周期。两组均停药后观察 3 个月经周期，然后统计疗效。治疗标准：参考国家中医药管理局《中医内外妇儿科病证诊断疗效标准》拟定如下标准。痊愈：疼痛消失，停药后经连续 3 个月经周期未复发者；好转：连续 3 次疼痛减轻者；无效：疼痛未见改善。两组临床疗效比较：治疗组 65 例，痊愈 32 例，好转 30 例，无效 3 例，总有效率为 95.38%。对照组 65 例，痊愈 25 例，好转 30 例，无效 10 例。总有效率为 84.62%。两组比较差异有显著性（P<0.05）。[4]

【病案举例】

1. 患者，女，15 岁。2006 年 2 月 16 日初诊。主诉：经行小腹疼痛 1 年余。现病史：每于经行第一日小腹痛甚，伴有恶心呕吐及腹泻。曾服"止痛片"治疗，服后疼痛缓解。平素肢冷，二便调。来诊时处于月经前10天。查体：形体较瘦，面色苍白，舌质淡，苔白，脉沉细。诊为痛经（冲任虚寒证）。患者素体冲任虚寒，或后天受寒饮冷，致寒邪克于胞宫，寒凝血瘀，冲任受阻，小腹疼痛。治以温经散寒，祛瘀止痛。方以少腹逐瘀汤加减。小茴香15g，干姜5g，延胡索10g，川楝子10g，白芍10g，当归15g，丹参15g，川芎10g，桂枝5g，香附10g，甘草10g。4剂，水煎服，日2次。

2006年4月2日二诊。服药后月经于3月26日来潮，腹痛减轻，无恶心呕吐，无腹泻，但仍有经行腰腹痛。原方加杜仲15g，水煎服，日2次，4剂而愈。

按：过食生冷，或久居冷室，寒邪克于冲任、胞宫，气血运行不畅致血瘀胞宫、不通则痛，故见经前及经期少腹疼痛，血得热则行，故热敷后可缓解疼痛，因此投以小茴香、干姜、肉桂以温经散寒；血得寒则凝，故见经血色暗有块，因此投以川芎、当归以养血、活血祛瘀；再投以延胡索、川楝子、五灵脂等化瘀止痛。诸药共用可以使气血调和，冲任流通，经血畅行，则痛可止。[5]

2. 李某，女18岁，学生。2005年8月16日初诊。末次月经2005年7月13日，患者经前经期腹痛3年，加重1年。月经15岁初潮，3年来经前小腹冷痛，但尚能忍受。患者平素嗜食生冷，经期不忌冰凉。1年前经前贪食凉面后经前、经期腹痛加重，每逢经前即感小腹冷痛坠胀，行经第一日小腹冷痛尤甚，得热稍减。自服延胡索止痛片，布洛芬缓解胶囊后稍能缓解。此次痛经不能安卧，剧痛难忍，家属陪同急来就诊。表情痛苦，小腹喜温喜按，二便调，月经量中等，经色紫暗，有血块，白带量稍多，色白质中。苔薄白，脉沉紧。B超示：未见盆腔器质性病变。证属寒湿凝滞痛经。治宜温经散寒，除湿活血，调经止痛。急取风油精外涂中极，水道、次髎、足三里、合谷、三阴交点压按摩，疼痛当即缓解，并给服加味少腹逐瘀汤6剂，腹痛显著减轻，月经量较前增多，血块减少，小腹冰凉好转，连用3个月经周期，停药半年随访，疼痛消失，未复发。

按：方中肉桂、小茴香、干姜、艾叶、乌药温经散寒除湿，当归、川芎、赤芍养血活血，延胡索、五灵脂、蒲黄、没药化瘀止痛，苍术燥湿化浊，茯苓健脾渗湿，香附疏肝理气。外用风油精涂穴位，取辛散止痛之功效，穴取中极、水道、合谷、足三里、三阴交、次髎、点压按摩。中极属任脉经穴，通于胞宫，水道属足阳明经穴，冲脉又隶于阳明，中极和水道相配，功能温经止痛；次髎属足太阳膀胱经，功善调经止痛，三阴交能调气行血，合谷是手阳明原穴，功善行气，三阴交为足三阴经的交会穴与合谷相配，既可行气调血，又可健脾利湿。诸穴相配有温经散寒，行气调经止痛之功效。中药和点穴按摩联合应用，共奏温经散寒除湿、活血调经止痛之效。[6]

3. 陈某，女，35 岁，2001 年 12 月初诊。主诉流产术后周期性痛经。患者于 2001 年 1 月行人工流产术后，第一次行经前即感下腹部疼痛剧烈，月经终止后缓解。术前无痛经史。本次月经尚未来潮，即感下腹部疼痛难忍。妇科检查诊为宫颈内口狭窄。证属瘀血阻滞、寒凝气滞、冲任不畅。治以活血化瘀，通经止痛方用少腹逐瘀汤加减：小茴香 5g，肉桂 5g，干姜 10g，延胡索 10g，没药 10g，赤芍 10g，蒲黄 10g，五灵脂 10g，当归 15g，川芎 12g，艾叶 12g，大黄 9g。5 剂，水煎服。

药后月经来潮，疼痛稍有缓解。继守上方治疗 1 周，下次月经来潮前又守上方并加大剂量再服 4 剂，月经来潮，诸症均除。随访 1 年未复发。

按：本例由于手术器械损伤，以至恶血留滞，血行受阻，加之术后调摄不慎，以致寒凝血瘀，冲任不畅。少腹逐瘀汤功能温经散寒，方中当归、川芎、五灵脂、蒲黄配延胡索、没药、赤芍、大黄活血化瘀、通腑止痛；小茴香、干姜、肉桂、艾叶温经散寒止痛；后期加白芍助当归补血调经。诸药合用，使瘀血消散、冲任调畅，故获显效。[7]

二、月经过多

月经周期正常，而月经量明显增多，或经期持续超过 7 天，总量亦增加（超过 80ml）者，称为月经过多，亦称"经水过多"或"月经过多"。多因中气不足，冲任不固，血失统摄，或热扰冲任，迫血妄行，或瘀血内停，瘀阻冲任，血不归经而致血量多。常见的分型有气虚、血热和血瘀，本病相当于西医学排卵型功能失调性子宫出血病引起的月经过多，或子宫肌瘤、盆腔炎症、子宫内膜异位症等疾病引起的月经过多。

治疗上应结合患者具体情况，辨证施治，采用活血化瘀、调补冲任等法积极治疗。

【临床应用】

张氏运用本方治疗月经过多 146 例。方药组成：炒茴香 3g，生地黄 15g，炮姜 9g，川芎 9g，延胡索 9g，阿胶 15g，没药 9g，赤芍 10g，当归 25g，炒蒲黄 15g，炒五灵脂 12g，焦艾 12g。加减变化：气虚加党参、黄芪；血热加丹皮、焦栀子；血瘀加桃仁、红花；出血多加地榆、棕炭；出血日久加龙骨、牡蛎；放环后出血去茴香、延胡索、没药、蒲黄、五灵脂，加益母草、桃仁。每日 1 剂，水煎分 2 次温服直到血止。治疗结果：治愈 140 例，显效 6 例，有效率 100%，愈后以归脾汤固其善后或丹栀逍遥散调理。[8]

【病案举例】

1. 王某，女，36 岁，农民。小腹胀痛有积块，月经紊乱，1 月 3～5 次连接不断，断而又来，色黑伴有血块，舌质暗红，脉涩滞。辨证：气滞血瘀，治宜活血祛瘀，行气止痛，方用少腹逐瘀汤加减服 3 剂即愈。[9]

2. 张某，24 岁，农民，平时有烦躁易怒，月经先后不定，经量时多时少，放环后阴道不规则流血，淋沥不断，呈紫色，有血块，小腹胀满坠痛，曾服甲芬那酸片 2 粒 3 次/日，卡巴克洛 3 片 3 次/日，螺旋霉素 2 片 3 次/日，未见好转。苔黄而薄腻，质红，脉数滞。辨证：冲任虚损，血虚郁热，治宜清热化瘀，补血凉血，方用少腹逐瘀汤去茴香、延胡索、没药、蒲黄、五灵脂，加益母草、桃仁，连服 5 剂即愈。[9]

三、月经过少

月经周期基本正常，经量明显减少，甚至点滴即净；或经期缩短不足两天，经量亦少者，均称为"月经过少"。月经过少常与月经后期并见，常伴体重增加。本病发生于青春期和育龄期者可发展为闭经，发生于更年期者则往往进入绝经。本病相当于西医的功能失调性子宫出血病、多囊卵巢综合征、卵巢早衰或人流手术后宫腔黏连或大失血后等疾病。

月经过少的发病机制主要分虚、实两种。虚者或因营血不足，或因肾气未盛，肾精甚少，以至经量甚少；实者或因寒凝，或因气滞，或因痰阻，或因热灼致使经血运行不畅、经血受阻。临床以虚证为多，其中又以血虚、肾虚多见；实证中以寒凝、气滞为主，进而导致血瘀。故在治疗上应辨证施治，采用补益肝肾、活血化瘀等方法治疗。

【病案举例】

某某，女，38 岁，农民。近 2 年行经量甚少，持续 2 日，经色紫黑有血块，小腹时有胀痛，心烦，舌质紫暗脉沉涩。此证为瘀血内停，阻塞经脉。法宜活血行瘀、调理冲任。方选少腹逐瘀汤加丹参 15g、红花、制香附、茯苓各 10g。10 剂，经前 5 天始服。服药后经来量增多，伴黑紫血块。继用上方加益母草、生地黄各 15g，丹皮、柴胡各 10g，连服 15 剂，月经正常。[10]

四、闭经

闭经是妇科常见疾病。凡妇女年满 18 岁或第二性征发育成熟 2 年以上仍无月经来潮者称为原发性闭经；若曾已有规则月经来潮，但以后因某种病理性原因而致月经停止 6 个月以上者称为继发性闭经。此外还有因生殖道闭锁而致闭经的称为假性或隐性闭经。青春期前、哺乳期、妊娠期或绝经后的闭经，属生理性闭经。根据解剖部位不同，可分为子宫性、卵巢性、垂体和下丘脑性闭经。本病治疗难度较高，属难治之症。如多囊卵巢综合征、产后大出血导致的希恩（席汉）综合征、人流手术后等都可导致闭经。另有溢乳闭经、肥胖性闭经、厌食性闭经、结核性闭经和药物性闭经等。

中医学认为，其发病机制主要是冲任气血失调。有虚、实两个方面，虚者由于冲任亏败，源断其流；实者因邪气阻隔冲任，经血不通。导致闭经的病因复杂，有先天因素，也有后天获得，可由月经不调发展而来，也有因他病致闭经者。常见的分型有肾虚、脾虚、血虚、气滞血瘀、寒凝血瘀和痰湿阻滞。故在治疗上，可采用补益肝肾、调补气血、活血化瘀等法，辨证施治。

【临床应用】

张氏治疗 28 例闭经伴有宫腔黏连者，用药前分离黏连后，在宫腔内置节育器 3 个月。而后可采用药物治疗，无宫腔黏连者，可直接采用药物治疗。首先以补肾养血，活血调经，定经汤加味：当归、菟丝子、益母草、熟地黄、白芍、枸杞、川芎、覆盆子、淫羊藿、牛膝各 10g，每日 1 剂，水煎服。服上药 17 日后改用少腹逐瘀汤 5 剂，以活血化瘀，温通经血：小茴香、乳香、没药、当归、赤芍、川芎、肉桂、五灵脂、蒲黄各 6g，每日 1 剂，水煎服。服 5 日停药后等待 7 日，如月经来潮于月经第 5 日开始下一月治疗，如月经未来潮，7 日后开始下一月治疗，3 个月为 1 疗程。疗效标准：按国家中医药管理局《中医病证诊疗标准》制定。痊愈：服药 1 个疗程后，月经按月来潮，连续 3 个月经周期正常者。有效：服药 1 个疗程后，月经按月来潮，但未达到既往月经量者。无效：服药 1 个疗程后月经仍未来潮者。治疗结果：36 例中，痊愈 28 例，有效 5 例，无效 3 例，有效率 91.67%。（创伤性子宫性闭经是子宫内膜因创伤而缺如，严重破坏或再生障碍等，不能对卵巢激素，做出周期性变化从而无脱落和出血导致闭经。其最主要的原因是创伤造成子宫内膜受损而使肌层组织裸露，创伤后感染，子宫内膜修复障碍。宫颈内口反射性痉挛等可导致宫腔黏连，本组宫腔黏连共 28 例，治疗采用分离黏连后置节育器以防止再黏连）。[11]

【病案举例】

匡某某，女21岁，未婚，建筑工人。主诉：闭经半年多，每月初旬，小腹疼痛，冷坠感，3～4天后自行缓解，自买很多中药，服后不见效，近月来又感觉腰膝疼痛已不能在外工作。其主要症见：面色青暗，小腹胀而冷痛，按之痛甚，遇热则痛减，闭经4个月，白带多，腰疼痛，下肢关节疼痛较甚，有时屈伸不利，无结节及红肿变形，6月份还穿薄棉裤，仍感下肢如冰，舌青暗，脉沉弦。辨证：因经期感寒邪、余血未尽，凝滞胞宫，冲任阻塞致经闭，腹痛，寒湿之邪乘虚侵于筋骨发生为痛痹等兼证。治法：温经壮阳，散寒除湿，通经活血。方药：少腹逐瘀汤加减。处方：当归15g，赤芍15g，川芎15g，五灵脂15g，蒲黄（包煎）15g，没药15g，炮姜10g，延胡索15g，小茴香15g，桂枝15g，附子5g，艾叶5g，牛膝20g，杜仲15g，地龙15g等药。水煎服，每日1剂。服上方3剂后腹痛减，6剂后下肢关节疼痛减轻。连服十余剂，月经见色紫黑有小血块，小腹乃有冷痛感，下次经期又服5剂，经净停药，以后服用调经止痛丸，连治3个月，月经如期来潮。色正常，已无块，腰腹痛除。机体尚未完全成熟月经异常当责之于肾。故在治疗中加一些温经壮阳、补肾阳药物。[11]

五、崩漏

崩漏是指妇女非周期性子宫出血，其发病急骤，暴下如注，大量出血者为"崩"；病势缓，出血量少，淋漓不绝者为"漏"。崩与漏虽出血情况不同，但在发病过程中两者常互相转化，如崩血量渐少，可能转化为漏，漏势发展又可能变为崩，故临床多以崩漏并称。青春期和更年期妇女多见。

崩漏可见于西医学的功能失调性子宫出血及其他原因引起的子宫出血。西医学认为，功能失调性子宫出血是由于调节生殖的神经内分泌机制失常引起的异常子宫出血，而全身及内外生殖器官无器质性病变存在，可分为排卵性和无排卵性两类。

正如《济生方》说："崩漏之病，本乎一证，轻者谓之漏下，甚者谓之崩中。"本病属常见病，常因崩与漏交替，因果相干，致使病变缠绵难愈，成为妇科的疑难重症。多因血热、气虚、肝肾阴虚、血瘀、气郁等损及冲任，冲任气虚不摄所致。治崩要以止血为先，以防晕绝虚脱，待血少或血止后，可审因论治，亦即急则治其标，缓则治其本的原则。

【临床应用】

杨氏运用本方加减治疗崩漏 56 例。方药组成：当归 10g，桃仁 10g，焦蒲黄 10g，香附 10g，川芎 6g，炮姜 6g，甘草 6g，益母草 15g，五灵脂 12g。加减：腰痛加杜仲，川芎；出血多时加三七粉、地榆炭；热象加生地。疗效标准：经量、经期、周期恢复正常，并能维持 3 个月经周期为治愈；量减少，或经期缩短为好转；阴道出血无变化为未愈。用上方治疗，随访半年至 1 年，以服用 10 至 20 剂为 1 疗程。治疗结果：治愈 36 例，好转 19 例，未愈 1 例。[12]

六、经行发热

每值经期或经行前后出现以发热为主的病证，称"经行发热"，又称"经来发热"。其主要发病机制是气血营卫失调，值月经的生理改变而发。其常见证型有阴虚、肝郁和血瘀。阴虚者，素体阴虚，久病热病，耗损阴血，或思虑过度，营阴暗损，经期过后，阴血益虚，阴不维阳，阳气外越，营卫失调，因而发热。肝郁者素性抑郁，或情志所伤，肝气郁结，经行之前，气血下注冲任，血充气盛，气血更加郁滞，郁而化热，营卫不和，因而发热。血瘀者宿有湿热之邪内蕴，与血搏结成瘀，或经期产后，人流术后，瘀血内留，积瘀化热，经行之际，气血下注冲任，气血更加壅阻，瘀热内盛，营卫失调，因而发热。故在治疗上应以调气血、和营卫为原则，辨证施治，采用益气活血等法治疗。

【病案举例】

女，36 岁，乡医。自述一年前人工流产后，每逢月经来前 1~2 天发热，体温在 37.5~39℃之间，经期 4 天，经色暗红。兼见胸闷、心烦、小便色黄。1986 年 6 月 24 日初诊时，正值经来发热，脉数有力，舌红苔薄。此为瘀血不行，化而为热之候。方药：柴胡 15g，丹皮 10g，当归尾 15g，川芎 6g，赤芍 10g，小茴香 6g，生蒲黄、五灵脂各 6g，桃仁 10g，牛膝 10g，金银花 20g，黄柏 10g，服 6 剂而愈。[10]

七、经前哮喘

月经性哮喘是指哮喘妇女与其月经周期有关，在月经前期或月经期哮喘症状加重的现象，一般常于育龄妇女在月经来潮前 5~7 天有明显的哮喘发作倾向，尤以月经前 2~3 天发生率达到高峰，称为"月经前哮喘"，月经来潮后症状逐渐减轻。有的则在月经期间发作，称为"月经期哮喘"。有研究显示，30%~40% 的哮喘妇女在经前或月经期哮喘症状加重或恶化。症状的加重程度因人而异，轻者仅有胸闷，严重者需住院治疗。

　　根据中医理论，本病主要是由于先天不足或平素思虑劳倦过度，损及脾肾，再加经水将行，精血流注于胞宫、脾肾更虚，肾不纳气而致哮喘发作或加重。故在治疗上，当在补益肝肾的基础上，辨证使用纳气平喘、活血化瘀等法积极治疗。

【病案举例】

　　李某某，女，45岁，农民，1997年3月28日初诊：患者于5年前因情志刺激，复受寒凉，渐致每于月经行经前10天，胸闷憋气，咳喘欲绝，吐少量白色泡沫状痰，夜不能寐，月经量少色黑有块，少腹胀痛，经行5天左右，经净后5天，则病情渐止如常人。患者来诊正值本次行经前8天，查患者曾经省内外多家医院诊治，均诊为"哮喘病"，多次住院及门诊治疗，遍用止咳平喘消炎之西药和宣肺止咳化痰之中药，病情无明显好转。

　　查体：咳喘欲绝、面色暗浮肿，口唇青紫，喉中哮鸣有声，双肺满布哮鸣音，心（－），腹（－），余（－）。实验室检查：X线胸透示：双肺纹理增粗，透明度增强，膈肌下移；心电图：肺型P波。血常规：白细胞总数6.5×10^9/L，中性0.65，嗜酸性0.10，淋巴0.25，血红蛋白150g/L，舌质紫暗多处瘀点，薄白腻苔，脉沉细稍数。

　　辨证为冲任虚寒，气滞血瘀，肺失宣降。拟温经散寒，治血化瘀，宣通肺气，用少腹逐瘀汤加味：小茴香10g，延胡索12g，没药10g，干姜8g，当归15g，川芎10g，赤芍10g，肉桂8g，蒲黄12g，五灵脂12g，益母草30g，徐长卿20g，杏仁10g，桑白皮12g，甘草10g。6付水煎早晚方服，忌腥辣。

　　二诊（4月3日）：服上药后胸闷憋气咳喘明显好转，夜寐安。守上方6付水煎继服。

　　三诊（4月9日）：药后至经止前2天患者胸闷憋气咳喘均除。查：口唇无青紫，喉无哮喘音，双肺（－），心（－），腹（－）。嘱患者暂停服药，于下次行经前15天左右服药。

　　四诊（4月24日）：患者无不适感，口唇红润，舌淡红紫色瘀斑，脉沉细涩。处方：上方加黄芪30g，白术15g。8付水煎服。

　　五诊（4月30日）：经前哮喘未作。守上方6付水煎服。

　　六诊（5月28日）：患者无不适感，原方加减以资巩固：小茴香10g，延胡索10g，没药10g，干姜8g，当归15g，川芎10g，赤芍10g，肉桂10g，地龙10g，蒲黄12g，五灵脂12g，益母草30g，黄芪40g，白术15g，杏仁10g，桑白皮12g，甘草10g。6付水煎服。随访至今，病未复发。[13]

八、经期口唇瘀肿

妇人以血为本，冲任为"血海""十二经之海"，能调节十二经之气血，是气血运行的要冲。冲脉、任脉上达咽喉，环绕嘴唇，任脉经过面部，经期冲脉气盛，经血循行失其常度，瘀血不去，新血不生，冲气上攻内阻之瘀血，故见面色紫暗，口唇青紫肿胀痛痒。治疗上当从活血化瘀、温阳益气论治。

【病案举例】

李某，女，26岁，未婚，工人，1987年6月22日初诊。一年来，每于月经来潮时，口唇青紫肿胀痒痛，甚者起泡，说话及吃饭不便，延续2周后逐渐消退，下次经期又复发，近2个月症状加重前来就诊。月经期正常，经血色紫黑或褐色，量少有块，少腹冷伴下坠绞痛难忍。面色暗紫，齿龈紫，舌质紫暗，舌边有瘀斑，舌苔薄白，脉沉细而涩。证属冲任寒凝，瘀血内阻，治以温经活血，逐瘀止痛。方用少腹逐瘀汤加减：干姜、没药、川芎、当归、蒲黄、五灵脂各15g，小茴香、赤芍、桃仁、肉桂、红花各12g，延胡索18g，日1剂，水煎服。服药8剂后，嘴唇肿胀痒感消失，面唇紫色已转红润。续进前药9剂，经期来潮，经色转红，量增多，血块减少，少腹冷坠绞痛及环唇肿胀痒感消失，口唇齿龈及面颊颜色已红润。经血条畅，随访2年诸证未发。

按：以肉桂、干姜、小茴香直达下焦温经散寒调冲任，桃红四物合失笑散活血祛瘀，延胡索、没药、香附行气助活血，寒散瘀消，经脉流通，气血调达，诸药共奏温经散寒、活血祛瘀之功。药证合拍，诸证悉除。[14]

第二节　妊娠及产后病

一、习惯性流产

习惯性流产在学术上称为反复自然流产，属不育症范畴，是许多影响妊娠疾病的共同结局。习惯性流产发病率为总妊娠的1%，但近年来有上升趋势。习惯性流产的病因复杂，不是一种独立疾病，而是43种疾病的共同临床表现。因此没有包治习惯性流产的灵丹妙药，只有依靠先进的西医学对引起习惯性流产的病因进行准确分析，确切诊断后对症治疗，才能有效治疗习惯性流产。

中医凡堕胎、小产连续发生3次以上者，称为"滑胎"，亦称"数

堕胎"。其中一般妊娠 3 个月以内，胎儿尚未成形而堕者为堕胎；妊娠
3 个月以后，胎儿已成形而堕者为小产。主要机制是冲任损伤，胎元不
固，或胚胎缺陷，不能成形，故而屡孕屡堕。临床常见分型有肾气亏损
和气血两虚等。故在治疗上，以调补肝肾为大法，余根据患者具体情
况，辨证施治。

【病案举例】

1. 张某，女，27 岁，2001 年结婚，婚后孕 4 次，均于妊娠 4 个
月时流产，曾四处医治罔效。此次已妊娠 3 个月余，见阴道流血少
许，恐又流产，前来邀余诊治。问其病史，患者自述，婚前体健，婚
后半年初妊娠，未满 1 个月无故流产，4 个月内流产 1 次。每次流产
前有剧烈腹痛，阴道流血，伴紫黑血块，若核桃大小，出五六枚后，
有宫内容物相继排出，随后腹痛顿减，数日后，腹痛消除，流血渐
止，病体始安。刻诊：患者面色晦暗少泽，表情痛苦，面部妊娠斑，
眼眶暗黑，唇紫，舌质紫有瘀点，边有齿痕，苔薄白，两手脉象均弦
滑。依其病史，结合脉症，有瘀血阻胞之征。病证颇如清代王清任
《医林改错》中所述"不知子宫内先有瘀血占有其地，胎至二月再
长，其内无容身之地，胎病靠挤，血不能入胞胎从旁流而下，故先见
血，血既不入胞胎，胎无所养故小产"。王氏治该病例用少腹逐瘀汤，
并称该方为"种子安胎第一方"。今病证颇似，遂用该方投服：没药
9g，小茴香 6g，当归 9g，川芎 6g，肉桂 5g，延胡索 5g，干姜 5g，赤
芍 9g，蒲黄（包煎）9g，五灵脂 9g。1 剂，服药当日，腹痛阵作，家
人惶惧，恐药不对证。笔者告其药证相符，静观其变。易时，家人告
知，阴道流血，伴紫黑血块数枚，现腹痛亦减。再诊其脉象，双手脉
均现细缓之象，此乃药中病机。至次日，患者腹痛轻微，阴道有少量
流血，无血块，有明显进食欲望，嘱进稀软饮食。已知治法得当，患
者因数次流产，早已气血大伤，经治疗瘀阻已去，宜用补气养血安胎
之品，使气血渐复，胞胎得固。以寿胎丸为基本方加黄芪、当归、红
参、黄芩、杜仲、茯苓、白术。服 1 剂，药后无明显不适，无腹痛，
流血已止，患者精神明显好转。用上方调治数日，病体渐复。其后，
每旬服上方 3 剂，至妊娠 6 个月而停药。其间戒房事，少提劳之举，
戒怒静养。是年年底，足月顺产一男婴。[15]

2. 患者，女，32 岁，工人。自述结婚 7 年，曾孕 3 次，均在妊娠 3
个月左右流产，在当地医院诊断为"习惯性流产"，给予黄体酮、沙丁
胺醇等治疗未效，患者至今 3 年未孕。来诊时适逢经期，诉小腹冷痛，
得温稍缓，经血量少色暗，夹有紫黑色血块，伴畏寒肢冷，口不渴，舌

质暗苔白腻边有瘀斑，脉沉涩。辨证属寒凝血瘀，冲任阻滞，方选少腹逐瘀汤加减。处方：小茴香3g，延胡索6g，五灵脂6g，生地黄12g，炮姜5g，当归12g，川芎6g，肉桂3g，白芍9，蒲黄9g，香附9g，乌药9g。5剂后告知经血已净，腹痛较前减轻，嘱服少腹逐瘀丸6g，每日1次，慎起居，避寒凉，待下月行经前复诊。第2个月复诊时处上方5剂，告其经血净后仍服少腹逐瘀丸。3个月后患者诉已怀孕月余，约9个月后在本院剖宫产一女婴。

按：少腹逐瘀汤出自清·王清任《医林改错》云："此方治少腹积块疼痛，或有积块不疼痛，或疼痛而无积块，或少腹胀满，或经血见时先腰酸少腹胀……皆能治之，效不可尽述。更出奇者，此方种子如神……"临床上治疗习惯性流产多从肝肾、冲任论治，然女子以经调为要。此例源于寒、瘀二因，寒凝血瘀，不通则痛，既有痛经病史，辨证为少腹因阳虚寒盛而致血瘀，符合少腹逐瘀汤调经之主旨。其中小茴香、干姜、肉桂通经脉，助阳散寒；四物汤合失笑散补血活血，祛瘀止痛；延胡索、香附、乌药疏肝行气，散寒止痛。诸药相伍，血通气扬，阳盛寒消，经调冲任通盛，终收种子之功。[16]

二、先兆流产

先兆流产指妊娠28周前，出现少量阴道流血和（或）下腹疼痛，宫口未开，胎膜未破，妊娠物尚未排出，子宫大小与停经周数相符者；早期先兆流产的临床表现常为停经后有早孕反应，以后出现阴道少量流血，或时下时止，或淋漓不断，色红，持续数日或数周，无腹痛或有轻微下腹胀痛，腰痛及下腹坠胀感。

先兆流产的原因比较多，例如孕卵异常，内分泌失调，胎盘功能失常，血型不合，母体全身性疾病，过度精神刺激，生殖器官畸形及炎症，外伤等，均可导致先兆流产。但多数流产是由于胚胎异常引起，所以最终仍是要流产的。

先兆流产，中医称之为"妊娠腹痛""胎漏下血"。若无阴道出血，而仅有腰腹酸胀坠痛者，则称为"胎动不安"。中医认为，本病的形成原因多为冲任不固，不能摄血养胎所致。因冲为血海，任主胞胎，冲任之气固则胎有所载，血有所养，胎孕可正常生长发育；反之，则发生胎漏，胎动不安等证。治疗上，应结合患者病情特点，辨证施治。

【临床研究】

水氏用本方治疗先兆流产68例。处方：小茴香6g，干姜1g，延胡索3g，没药3g，当归10g，川芎3g，肉桂3g，赤芍6g，蒲黄10g，五灵脂6g。水煎服，每日1剂。夹热者加黄芩6g，生地10g；夹寒者加艾叶6g；气虚者加黄芪15g，山药15g；气滞者加香附6g，香橼3g。疗效判断标准：有效：用药后阴道出血停止，症状消失或减轻，妇检子宫大小符合正常停经月份，尿妊娠试验阳性或值在同期妊娠正常值范围，超声检查有胎心胎动；无效：阴道出血不止，腹痛增加，妇检宫口已开，甚至有组织嵌顿，血清值在同期妊娠正常值下限，超声未见胎心胎动。治疗结果：本组68例，有效62例，占92.1%；无效6例，占7.9%。[17]

【病案举例】

王某，女，25岁。1999年12月5日初诊。不规则阴道流血10余天。刻诊：面色萎黄，精神欠佳，小腹疼痛伴不规则阴道流血已10天，末次月经1999年10月25日，量时多时少夹血块，色暗红，腰部酸困，舌质红，苔薄白，脉弦细滑。妇检：外阴正常已婚式，阴道畅通血染，子宫颈光滑，子宫水平位增大质软，有压痛（＋＋＋），双附件区正常。辅助检查：B超：子宫增大，宫内有2cm×2cm，异常回声，双附件正常，尿HCG弱阳性。辨证：堕胎（不全流产），患者拒做清宫术，中药予活血化瘀，缩宫止痛，方选少腹逐瘀汤加减。药用：当归、川芎、赤芍各9g，生蒲黄、五灵脂（炒炭）各10g，延胡索、香附、益母草、茜草各12g。药进3剂，阴道流血停止，小腹痛腰酸困好转，又进2剂病愈。7天后复查B超：子宫双附件正常，尿HCG阴性。[18]

三、异位妊娠

凡孕卵在子宫腔以外的任何部位着床者，统称为异位妊娠，习称为异位妊娠。根据着床部位不同，有输卵管妊娠、卵巢妊娠、腹腔妊娠、宫颈妊娠及子宫残角妊娠等。异位妊娠中，以输卵管妊娠最多见，占90%以上。输卵管妊娠的发病部位以壶腹部最多，约占55%～60%；其次为峡部，占20%～25%；再次为伞端，占17%；间质部妊娠最少，仅占2%～4%。

输卵管妊娠流产或破裂前，症状和体征均不明显，除短期停经及妊娠表现外，有时出现一侧下腹胀痛。腹痛为患者就诊时最主要症状，常伴恶心呕吐。由于腹腔内急性出血，可引起血容量减少及剧烈腹痛，轻者常有晕厥，重者出现休克。

按中医理论，异位妊娠在破损前主要因胎块阻络致瘀血内阻之实证。在破损后则离经之血瘀于少腹，在辨证时根据腹痛轻重与亡血耗气的程度，再结合西医检查来判断属什么阶段，病情是轻是重。卵管破裂，出血量多，少腹剧痛，面色苍白，冷汗淋漓，四肢厥冷，脉微欲绝为气虚血脱之危证。若卵管破损，出血不甚，血瘀于腹腔，又因出血致气血虚弱，故为气虚血瘀之虚实夹杂之证。破损日久，血积成癥，或胚块已殒，停于胞脉日久，瘀血成癥，则为癥块瘀结之实证。

因此，活血化瘀是治疗异位妊娠的主要法则。但由于病情变化急剧，又具有不同兼证，所以治疗中还需根据病情轻重缓急，虚实情况，在合理使用活血化瘀法的基础上，急则治标，缓则治本，或标本兼治。

【临床应用】

高氏用本方加减联合肛滴中药方治疗宫外孕30例。口服少腹逐瘀汤加减：丹参20g，桃仁10g，赤芍15g，三棱12g，小茴香6g，干姜10g，延胡索12g，当归20g，川芎15g，肉桂6g，蒲黄10g，五灵脂10g，黄芪30g，三七参6g。未破损期加天花粉30～50g，莪术20g；破损期出血量多、大汗出者加人参、五味子、麦冬；若汗出肢冷、血压下降者加人参、附子以回阳救脱、益气敛阴；如有再次出血倾向者加重黄芪、人参用量，以补气摄血；素有白带多伴腰痛者加川续断、芡实，去三棱、茴香、干姜；包块型加重三棱、莪术用量；病情危重者积极配合西药升压、吸氧或输血等必要的抢救处理，同时做好手术准备。每日1剂，水煎2次，取浓汁约400ml，分2次远食服。肛滴中药方：乳香12g，没药15g，艾叶10g，透骨草20g，泽兰20g，大黄15g，芒硝12g，枳实12g，厚朴10g，黄柏10g，血竭（研末冲入）6g。每日1剂，水煎2次，取汁约400ml，分2次经肛门直肠滴入，每1分钟40～50滴，10天为1个疗程。疗效标准：痊愈：临床症状消失，腹痛明显好转，阴道出血停止，包块缩小，面色红润，血HCG定量逐渐恢复正常，2个月内月经来潮；有效：临床症状缓解，腹痛减轻，阴道出血量少，血HCG定量下降，月经尚未恢复者。治疗结果：本组30例中，10例采用内服中药，10天后病情稳定，腹痛减轻，阴道出血停止，包块缩小，血HCG定量下降。20例采用中药内服及肛滴二联法，早6点、下午4点中药内服，中午12点、晚10点肛滴，1周后症状消失，腹痛明显好转，阴道出血停止，包块缩小，血HCG定量恢复正常，2个月内月经恢复。[19]

【病案举例】

韩某，女，26岁。于1997年4月5日因小腹疼痛、恶心、呕吐1周，阴道间断出血3天，加重半天就诊。患者停经46天，查尿HCG（＋）。既往有子宫腺肌病病史，婚后1年未孕，平素月经量多，痛经，曾做彩超及X线碘油造影，诊为子宫腺肌病。妇科检查：子宫增大，如孕2个月，宫颈着色，轻度抬举痛。B超检查：子宫偏大，宫体大小为7.6cm×6.5cm×5.8cm，宫内妊娠，于子宫后上壁可见一椭圆形环形区，暗区内可见强光点，光斑回声，原始心管搏动不明显，暗区大小为 2.1cm×1.3cm×1.6cm，紧邻暗区后方肌层内亦可见一边缘较厚的圆形小暗区，直径约 0.6cm，左侧附件可见一囊性包块，大小约 3.2cm ×2.8cm。遂在超声引导下行人流术，术中刮匙引出宫腔内胚囊（刮出物病检结果为胚胎及绒毛组织），部分胚囊已伸入肌层内，刮匙触及不到。术后，患者仍感恶心、四肢乏力，舌质暗，舌边尖有瘀斑，苔薄白，脉紧滑。即予米非司酮，于空腹 2 小时后口服，首剂 2 片（50mg），当晚 7 时再服 1 片，以后每隔 12 小时服 1 片。第 3 天上午 7 时再服 1 片，1 小时后改服中药少腹逐瘀汤。药用：当归、川芎、赤芍、蒲黄、五灵脂、没药各 20g，小茴香、桂枝各 8g，延胡索 12g，干姜 6g。水煎 200ml，1 剂服 2 日，1 日 3 次，连服 5 剂。B 超复查：子宫后壁肌层内环形暗区消失。4 个月后，患者停经怀孕，孕 7 个月余复查，一切正常。[20]

四、妊娠高血压综合征

"子痫"是指妊娠晚期或临产时或新产后，眩晕头痛，突然昏不知人，两目上视，手足抽搐，全身强直、少顷即醒，醒后复发，甚至昏迷不醒的病证，又称"妊娠痫证""子冒"。本病是由先兆子痫症状和体征加剧发展而来的。子痫可发生于妊娠期、分娩期或产后 24 小时内，被分别称为产前子痫、产时子痫和产后子痫，是产科四大死亡原因之一。多因为肝风内动，素体阴虚，孕后肾精更亏，肝失所养，心火偏亢，风火相煽而致；或痰火上扰，原有气郁痰滞，久而化火，痰火交炽，上蒙清窍而致抽搐昏迷。《医学心悟》指出："此症必须速愈为善，若频发无休，非唯胎妊骤下，将见气血随胎涣散，母命亦难得全。"西医学认为子痫当属妊娠高血压综合征之重型，是因全身小动脉痉挛，由此而引起各器官供血不足而产生一系列症状和体征。

【病案举例】

邓某，女，25 岁。妊产 1 胎，产后第二天即发烧、恶寒、头晕、头痛。就地治疗无效，病转昏睡，抽搐。于 1979 年 10 月 14 日来院求治，妇产科诊断为产后子痫。住院治疗数日病情如故，邀于诊治。

诊见：患者昏迷不省人事，频频抽搐，体温 38.5℃，蒸蒸汗出，腹大胀硬，小便自遗，大便 4 日未解，生产后第二天开始未下恶露。舌苔微黄，舌质紫绛少津，脉洪数有力。处方以少腹逐瘀汤加减：川芎 12g，赤芍 12g，延胡索 10g，当归 10g，小茴香 12g，生蒲黄 12g，五灵脂 12g，酒炒大黄 10g，桃仁 12g，枳实 10g，香附 10g，没药 10g，甘草

5g。浓煎，频频少量灌服。

二诊：服前方后解大便 2 次，阴道内流出大量恶臭气味的污黑色恶露，随即烧退，神志转清，抽搐次数减少。腹硬胀减，但有压痛，舌脉同前。处方：丹参 12g，赤芍 10g，当归 12g，桃仁 10g，生大黄 6g，小茴香 12g，延胡索 10g，川芎 10g，生蒲黄 12g，红花 8g，没药 8g，枳实 10g，甘草 5g。

三诊：服完上剂后，患者精神自若，抽搐停止，腹软不胀，压痛已除，每餐能进稀粥 2 两，大便日 2 次，小便自调，阴道内仍有少量恶露流出。舌苔转薄白，舌质红，津少，六脉细数少神。大病去，精气未复。后以八珍汤加减善后。后访无恙。

按：病者因产程过长以致气血虚弱，邪气乘虚入里。邪入血室，气机阻滞，宫缩无力，恶露内停。秽浊之气不外出，上犯清窍，故神志昏迷。肝藏血，主筋，瘀血不除，新血不生，肝血少，筋脉失却濡养而抽搐。患者自汗，发热，大便数日不解，腹硬满，苔黄，脉洪大为腑实之证；舌质紫暗，脉洪大亦为瘀血内停之候。故治遵王清任少腹逐瘀汤攻逐内停之瘀血，本方去干姜加熟大黄、枳实泄腑通便。服药后得以瘀下腑通，药尽病除。[21]

五、产褥热

产褥热是由于细菌侵入子宫及其附近的生殖器官而致发热的疾病。引起产褥热的主要病原菌有葡萄球菌、链球菌、大肠埃希菌和肺炎双球菌等。由于所感染细菌的种类和产妇的抵抗力不同，会出现各式各样的症状。其中产褥脓毒血症和产褥败血症是重症疾患。特别是败血症，是分娩时毒素强的细菌从子宫和产道的伤口进入血液中，在血液里繁殖的一种极可怕的疾患。不仅高热持续不降，而且脉搏快而弱，没有食欲，也有出现黄疸者。甚至从发热之初即有神志不清，精神状态也有异常。

一旦患了产褥热，母体的死亡率非常之高。近年来使用的消毒法、助产分娩法均有进步，特别是抗生素等优质药物的发现，危及生命的病例，已极为少见。

中医治疗应在积极抗菌的同时，结合病情，辨证施治。

【病案举例】

鲍某，女，23 岁，1993 年 6 月 22 日初诊。产后高热、腹痛、恶露不下，西医诊断为产褥热，经抗菌消炎对症处理后，体温降至 38℃左右而不退，前来中医诊治。现产后 12 日，恶寒发热，口渴喜饮，少腹坠痛拒按，恶露少，色紫黑，大便秘结，舌质红，少津，边尖有瘀斑，苔薄黄，脉细数（体检：体温 37.8℃，触诊宫底脐上 2 指，压痛明显）。证属瘀热内阻胞宫，治以清热凉血，活血化瘀。方以少腹逐瘀汤加味。处方：赤芍、当归各 15g，败酱草、蒲公英各 30g，生蒲黄、五灵脂、延胡索、没药、三棱、莪术各 10g，小茴香、肉桂各 5g，干姜 3 片。每日 1 剂，水煎服，日服 2 次。3 剂后，恶露行，下大量黑色血块，发热减，腹痛轻。上方易三棱、莪术为桃仁、红花各 10g，加黄芩 15g，又进 7 剂，体温正常，腹痛止，病愈。

按： 此案为产后外感。适值夏季，气候炎热，热邪与败血瘀结，不得外解，内停胞宫，故发热不退，腹痛不止。因恶露不下，实邪瘀滞于内，故用三棱、莪术增强其破瘀下血之力，中病即止。[22]

六、药流后子宫出血

药物流产，是人工流产的一种，指怀孕早期不用手术，通过服用药物终止妊娠的方法，与手术流产相比较，适合于停经在 49～56 日以内，年龄不超过 40 岁的妇女。药物流产是近年来被广泛用于终止怀孕的人工流产方法，药物流产具有简便、有效、无创伤等优点，但是药物流产也有危险性，有可能导致大出血。

药物流产后的出血一般在 1～3 周，总的表现是：出血一天比一天少；如果出血减少后又增多或一点都不减少或逐渐增多，都是不正常的。

中医可将此病纳入"血证"的范畴，治疗上应结合病情，辨证施治。

【临床应用】

郑氏运用本方治疗药流后子宫出血 52 例。处方：当归 15g，赤芍 10g，川芎 6g，延胡索 6g，没药 10g，五灵脂 10g，生蒲黄 10g，小茴香 3，干姜 3g，肉桂 3g。少腹胀甚或冷痛加香附、乌药等理气开郁止痛；伴胸胁、乳房胀痛者加郁金、川楝子等疏肝理气之品；腰酸膝软乏力，加续断、桑寄生、牛膝、杜仲、巴戟天之类，以调补肝肾；身倦乏力，短气者去五灵脂，川芎，加党参、黄芪、白术等益气健脾之品；血量多，时间长者加三七粉、仙鹤草等化瘀止血。上药每日 1 剂水煎服，5 日为 1 个疗程。服药 5 日后复查 B 超。最长为 2 个疗程。治疗期间停服一切西药，忌生冷饮食及劳累过度。疗效标准：治愈：临床症状、体征全部消失，B 超检查子宫无异常显效临床症状、体征基本消失，B 超检查子宫内正常或仍有少量残留物或附件有囊肿。好转：临床症状与体征好转，B 超检查较治疗前有所改善。无效：临床症状与体征无好转，B

超检查较治疗前无改善。治疗效果：治愈 31 例，显效 13 例，好转 5 例，无效 3 例。总有效率为 94.2%。治疗时间最短 3 日，最长 10 日，平均 6 日。[23]

【病案举例】

张某某，女，24 岁，工人。经 B 超提示宫内妊娠 41 日时服用米非司酮，服药期间没有休息仍坚持工作。服药 3 日后阴道开始流血，量多，少腹痛，持续约 1 周，以为是正常现象，未就诊。此后又断断续续出血十几天，眼用消炎及止血药无效而改用中药治疗。仍诉有少量出血，少腹微痛，腰酸体倦，舌质暗红，苔薄白，脉弦缓。血常规及出凝血时间正常。肝、脾检查无异常。B 超见：宫腔内见范围约 3.1cm × 1.6cm 的不规则较强回声。提示：不全流产。即投少腹逐瘀汤加减：当归 15g，赤芍 15g，川芎 10g，五灵脂 10g，生蒲黄 10g，没药 10g，炮姜 6g，延胡索 10g，益母草 20g，桑寄生 15g，鸡血藤 20g，续断 15g。上药服后 2 日即诉阴道出血，血多夹块，色紫，腹痛减轻。仍感腰酸体倦乏力。考虑残余物已排出，上方去炮姜、没药、生蒲黄，重用桑寄生 30g，加女贞子 15g，墨旱莲 15g，3 剂后，诸症除，复查 B 超：子宫正常。随访 3 个月，月经周期正常。[23]

七、恶露不尽

胎儿娩出后，胞宫内遗留的余血和浊液，称为“恶露”。正常情况下，一般在产后 20 天以内，恶露即可排除干净。但如果超过这段时间仍然淋漓不绝者，即为“恶露不尽”。如不及时治疗，迁延日久，则可影响产妇的身体健康并引发其他疾病。

中医学认为，本病病理主要是气血运行失常，血瘀气滞，或气虚不能摄血，以及阴虚血热，均可导致恶露不尽。血瘀：新产之后，胞脉正虚，寒邪乘虚而入与血相搏，形成瘀结，故恶露淋漓不畅，日久不止。气虚：多由体质虚弱，正气不足，产时失血伤气。正气愈虚，或因产后过早操劳，劳倦伤脾，气虚下陷，以致冲任不固，不能摄血。血热：产妇阴血素虚，又因产时失血，阴液更亏，阴虚则血热。或因产后过服温药，或肝有郁热，以致热伏冲任，迫血下行而致恶露不止。治疗上，多以清热化湿、疏肝解郁为主，辨证施治。

【病案举例】

张某，女，34 岁。1997 年 2 月 18 日就诊。12 天前行人工流产，术后 7 天恶露不畅，少腹刺痛。曾用“头孢菌素”“甲硝唑”“妇乐冲剂”（药量不详）等，5 天后效不明显。化验：尿妊娠试验阴性，血常规无异常。诊见少腹刺痛拒按，伴腰骶部酸困下坠，脉细涩，舌暗，苔白。证属胞宫瘀血。治以少腹逐瘀汤加减：炒灵脂、生蒲黄、桃仁、当归、川芎、乌药、桂枝各12g，炮姜、茴香、炙甘草各6g，水蛭粉（另包冲服）8g，生大黄（后下）10g。每日1剂水煎服。2剂后，恶露畅行伴下黑血块数枚，腹痛止。唯恶露暗淡而稀少。旧血既去，自当固其正气，以促新血复生。前方去水蛭、生大黄；黑蒲黄易生蒲黄；加党参15g，生黄芪24g，杜仲、续断各18g。水煎服，4剂后恶露遂净而告愈。[24]

第三节　女性生殖系统病证

一、子宫附件炎

　　子宫附件炎是致病微生物侵入生殖器官后引起输卵管、卵巢感染的妇科常见病之一。但输卵管、卵巢炎常常合并有宫旁结缔组织炎、盆腔腹膜炎，且在诊断时也不易区分。因此，盆腔腹膜炎、宫旁结缔组织炎，也被划入附件炎的范围。附件炎分急、慢性。急性期的症状明显，主要表现为发热、寒战和下腹部双侧或一侧剧痛；慢性附件炎有程度不同的腹痛，或小腹坠胀和牵扯感，时轻时重，伴有白带增多、腰疼、月经失调等症状。妇科检查可见宫颈口有脓性分泌物流出，附件多有压痛及触痛。实验室检查可见白细胞及中性粒细胞有增高。

　　中医认为，此病属于"癥瘕""带下病""痛经"范畴。多因经行、产后胞脉空虚或平素体质虚弱，邪毒乘虚内侵胞中与气血相搏，以致脏腑功能紊乱，气血失调，冲任受损而发病。慢性附件炎较多见，常常是先有急性炎症过程再转为慢性，也有的急性炎症过程不明显，一般发现就已经是慢性的了。故在治疗上，应结合患者情况，辨证施治。

【临床应用】

　　刘氏等采用中西医结合治疗子宫附件炎96例。其中中医治疗内服少腹逐瘀汤为主。处方：小茴香10g，炮姜6g，延胡索9g，制没药9g，当归12g，川芎9g，肉桂6g，赤芍9g，蒲黄9g，五灵脂9g，荔枝核15g，橘核仁15g。随症加减：在急性期表现发热，下腹痛甚，带下量多、色黄、有秽气，化验血常规白细胞$10 \times 10^9/L$以上，妇科检查示下腹压痛明显，B超检查见附件增厚或盆腔积液者，可减去炮姜、肉桂、小茴香，加黄柏12g，金银花15g，蒲公英15g，薏苡仁20g，莪术10g等行气活血，化瘀散结。慢性期者见下部隐痛，白带量多或正常，伴有气血亏虚象，加党参 15g，地黄 15g，黄芪 15g 等补益气血，化瘀散结。兼见下腹部痛，伴有虚寒像，加杜仲 12g 等温经散寒，化瘀止痛。水煎，日 1 剂，10 日为 1 个疗程。西医治疗：生理盐水 250ml，氨苄西林 5g，甲硝唑注射液 250ml，静脉滴注，每日 1 次，共 7～10 日。外治法：洁尔阴液 20ml，加温开水 200ml，每日夜间睡觉前阴道冲洗 1 次。疗效标准：痊愈：临床症状完全消失，妇科检查及 B 超检查盆腔、附件区炎性包块及盆腔、子宫直肠凹陷、输卵管积液完全吸收；显效：临床症状减轻，妇科检查下腹部压痛缓解，B 超检查盆腔积液减少，炎症包块明显缩小；有效：积液吸收，症状减轻，但炎症包块无明显缩小；无效：症状及体征无改变。治疗结果：本组 96 例，治愈 48 例（50%），好转 29 例（30.2%），有效 10 例（10.4%），无效 9 例（9.4%）。有效率占 90.6%。[25]

【病案举例】

王某，32 岁，2004 年 4 月 3 日初诊。患者 2 月前因经期淋雨后出现恶寒、发热，经治疗后全身症状缓解，后出现下腹部疼痛，经期更甚，带下量多，给予对症治疗未愈。近 1 月来，下腹部疼痛加重，腰膝酸痛，月经后期，经色紫暗有块，带下明显增多，舌质淡苔白，脉沉涩。妇科检查，子宫轮廓清，形态大小正常，下腹部明显压痛。B 超检查：左侧附件可见到 1.5cm×1.9cm 低回声区，边界清，壁厚，为炎症包块，右侧附件增厚 2cm，其内可见到有条索状低回声区，于陶氏腔内可探及 1.4cm 不规则液性暗区。西医诊断：子宫附件炎。中医诊断：寒凝经脉，瘀血内停。治法：少腹逐瘀汤加减。治则：温经止痛，化瘀散结。方药：小茴香 10g，炮姜 6g，延胡索 9g，制没药 9g，当归 12g，川芎 9g，肉桂 6g，赤芍 9g，蒲黄 9g，五灵脂 9g，荔枝核 15g，橘核仁 15g，莪术 10g，薏苡仁 20g。1 日 1 剂。生理盐水 250ml，氨苄西林 5g，甲硝唑注射液 250ml，静脉滴注，每日 1 次。洁尔阴液 20ml，加温开水 200ml，每日夜间睡觉前阴道冲洗 1 次。经上述治疗 7 日后，疼痛明显减轻，白带明显减少，停止静脉滴注及外用抗菌药物，在上述中药的基础上加杜仲 12g，服 10 剂后，下腹部疼痛症状完全缓解，超复查双侧附件正常。[25]

二、卵巢囊肿

卵巢囊肿是妇科常见病，多发病，属于卵巢良性肿瘤的一种，可发生于任何年龄阶段，多见于生育期妇女。临床可见小腹坠胀，腰腹疼痛，月经紊乱或不孕等症状。在正常生理情况下，卵巢中成熟的卵子在排卵期经输卵管释放出来。但在病理情况下卵巢中的滤泡没有将其排出，则充满液体的滤泡就会变成卵巢囊肿。女性可同时生长多粒，体积大小不等。

卵巢囊肿属中医"癥瘕""肠覃""积聚"范畴。中医认为卵巢囊肿的发病与七情所伤密切相关；如经期或产后外感风寒，或卵巢囊肿内伤生冷或郁怒伤肝造成正气内损，脏腑失和，气机阻滞，瘀血滞留，痰浊凝聚，日久而成"癥瘕"。

【临床应用】

张氏运用本方加减治疗卵巢囊肿 102 例。处方：小茴香 3～10g，干姜 6～10g，延胡索 12～15g，没药 10～15g，当归 15～20g，川芎 12～20g，肉桂 3～6g，赤芍 20～30g，生蒲黄 10～15g，五灵脂 10～15g。腹痛甚者，加三棱 10～12g、莪术 10～12g、土鳖虫 3g；痰湿重者，加南星 3～9g、法半夏 9～12g；气滞著者，加香附 12～15g、青皮 6～9g、枳壳 10～12g、白芥子 6～10g；出血较多者，加益母草 10～30g、侧柏叶 10～12g，地榆 10～12g。每日服 1 剂，水煎 2 次，分服。10 剂为 1 疗程，经期停服。每个疗程后作 B 超复查，判断疗效。最短治愈者用 1 疗程，最长者 5 疗程。疗效标准：据临床症状及 B 超检查囊肿缩小程度确定疗效。治愈：治疗后临床症状消失，B 超复查囊肿消失；显效：临床症状消失，B 超复查囊肿缩小 2/3 以上；有效：临床症状明显改善，B 超复查囊肿缩小 1/3～2/3；无效：临床症状及 B 超复查均与治疗前对比无明显改变。治疗结果：治愈 74 例，显效 15 例，有效 11 例，无效 2 例。疗效分析：B 超液性暗区小于 50mm 者 62 例，经 1～3 疗程全部治愈；大于 50mm 者 40 例，治愈 12 例，显效 15 例，有效 11 例，无效 2 例。说明囊肿消失之快慢与 B 超液性暗区大小成正比。在治疗过程中，尚可悟出，初病治愈快，久病治愈难。[26]

【病案举例】

1. 王某某，女，29 岁，1997 年 10 月 17 日初诊。因月事淋漓不净半个月，量大，有瘀块，经行腹剧痛、腰骶痛，尿频急，平时白带绵绵。脉沉涩弱，舌质红、尖有瘀点、苔薄白。妇检提示子宫正常大小，于右侧附件部可扪及囊性包块，质软压痛，表面光滑。B 超提示：子宫正常大小，约 53mm×40mm×46mm，被膜光滑，实质分布均匀，内膜线居中，于右侧附件部见一约 48mm×42mm×40mm 大小液性暗区。诊断：卵巢囊肿。处方：小茴香、肉桂、桃仁、干姜各 10g，醋炒延胡索、三棱、莪术、五灵脂各 15g，川芎、当归各 20g，没药（去油）、红花、生蒲黄各 12g，赤芍、益母草各 30g，土鳖虫 3g。每日 1 剂，分 2

次服，连服 10 剂。于 11 月 1 日复查，体征改善，月事已净，B 超复查：右侧囊肿消失，卵巢正常大小。随访至今，未见复发。[27]

2. 患者徐某，女，23 岁，已婚。1999 年 8 月 2 日初诊：患者右侧腰部伴右下腹隐痛 2 月余，经 B 超检查，发现右侧附件有一大小约 3.1cm×3.0cm 囊性包块，诊断：右侧卵巢囊肿。本院妇科医生动员其手术治疗，患者惧怕开刀，加之平素身体虚弱，拒绝手术治疗，遂到中医科要求诊治。患者诉右侧腰痛，特别是行走后疼痛加重，时常引右下腹隐痛不适，但疼痛固定。既往月经量稍多，周期紊乱，面色欠润，神倦，胃纳尚可，二便正常。舌质淡红，苔白腻，脉沉细。辨证属气滞血瘀，寒湿凝滞，治以活血化瘀，佐温阳祛湿方法，拟少腹逐瘀汤加减：桃仁 10g，红花 6g，川芎 15g，香附 15g，蒲黄 5g，乳香 10g，没药 10g，三棱 10g，莪术 10g，艾叶 10g，炮姜 10g，小茴香 10g，甘草 9g。5 剂。

8 月 7 日二诊：服药后病情明显好转，自觉腰及右侧下腹部疼痛缓解，因治病心切，患者又到门诊要求 B 超复查，经本院 B 超检查示：右侧可探及 1.4cm×2.0cm 囊性包块，与上次检查对比，右侧卵巢囊肿明显缩小。患者非常惊喜，更增强了内服中药治疗的信心。今日感胸胁胀闷，舌脉同前，效不更方，守上方加柴胡 15g，5 剂。

8 月 15 日三诊：本月月经来潮正常，右侧腰及下腹部疼痛明显好转。B 超再次复查，右侧囊肿已消失，以八珍汤加减善后调理，观察至今未见复发。[28]

3. 田某，女，23 岁，已婚。1999 年 8 月 18 日初诊，2 个月前因少腹不适感去当地医院诊治。B 超示：右侧卵巢 67mm×35mm 囊肿。医者欲为其行手术治疗，因未曾孕尚无子女不愿接受手术，经人介绍邀余诊治。观其发育良好，面色如常，月事错后，色暗，有血块，白带量多，少腹胀痛，饮食二便调，舌暗红少苔，脉细涩。复查 B 超示：右侧卵巢 66mm×43mm 囊肿，盆腔少量积液。辨为瘀血阻络，津液气血不循常道，聚于少腹而成积。拟破血通络，散结止痛。处方：穿山甲（应使用相应替代品）6g，怀牛膝 20g，桃仁 12g，红花 9g，川芎 9g，小茴香 12g，白花蛇舌草 30g，前胡 12g，肉桂 3g，泽泻 18g，黄芪 24g，五灵脂 9g，柴胡 12g，甘草 6g。每日 1 剂，水煎 2 次，早晚分服，共服 10 剂。二诊时，白带量少，仍有少腹疼痛。原方加猪苓 24g，桂枝 6g，没药 6g，再服 10 剂，服法同前。再诊守方加减，易方 5 次，共服药 50 余剂。10 月 15 日腹部彩超复查：子宫及附件未见异常，盆腔无积液。见舌淡，苔白，脉细。拟方：党参 15g，白术 12g，杜仲 15g，续断 15g，桑寄生 30g，茯苓等 24g，焦三仙各 15g，甘草 6g。服 5 剂，水煎服，以调其脾肾。2000 年 1 月来电话告之已孕 2 个月余，不胜感激，后随访足月顺产一男婴，母子均健。

按：冲脉血海，任主胞胎，血瘀而冲脉不畅，血海不盈，任脉受阻，瘀于脉外，聚于少腹，虽阴阳合而不能妊也，少腹逐瘀汤活血化瘀，通脉止痛，络通瘀散，经血寻其常道，血海充盈，任脉得养，故能妊而有子。[28]

4. 徐某，女，34 岁。1996 年 7 月 21 日就诊。患者 3 个月前行右侧卵巢囊肿切除术，于近日作 B 超示左侧卵巢囊肿，直径 35mm。因惧手术邀余诊。诊见素体肥胖多湿，经前少腹坠胀，舌暗，苔白，脉沉细弦。证属少腹瘀饮互结。予少腹逐瘀汤加减：炒灵脂、生蒲黄各 12g，茴香、炙甘草、炮姜各 6g，桃仁 18g，川芎 10g，薏仁、夏枯草、生牡蛎、皂角刺、浙贝母、玄参各 30g。每日 1 剂水煎服，药进 7 剂症除。B 超复查：左侧卵巢囊肿消失。随访至今未复发。[24]

三、慢性附件炎性包块

附件炎性包块是由于慢性附件炎症迁延不愈所致的一种疾病。主要是因为慢性附件炎反复发作，迁延日久，使盆腔充血，结缔组织纤维化，盆腔器官相互黏连。患者出现下腹部坠胀、疼痛及腰骶酸痛等症状，且往往在经期或劳累后加重。妇科检查时双侧或单侧附件区压痛，增厚感，或出现压痛性的附件炎性包块，白细胞数目升高或正常。出现附件炎性包块说明附件炎比较严重，这样不但会导致患者身体的不适，更有可能会导致不孕症。

本病属于中医学"癥瘕"范畴，因脏腑功能失调等内因的情况下，致使气、血、湿、热或从外袭，或从内生，瘀结胞脉，使气机瘀滞，通降失司，继则气滞瘀结，气郁化热或气滞血瘀，进而形成癥瘕，临床上以气滞血瘀型多见。

【临床应用】

刘氏等用本方加减治疗慢性附件炎性包块 70 例。处方：小茴香 10g，干姜 6g，肉桂 6g，当归 15g，桃仁 12g，红花 10g，枳壳 10g，赤芍 15g，川芎 12g，炒蒲黄 10g，五灵脂 10g，薏苡仁 15g，败酱草 30g，延胡索 10g，川牛膝 10g。气滞型加乌药、川楝子，血瘀型加丹参、三棱、莪术，痰湿型加浙贝母、山慈菇。经期根据患者具体情况酌情加减，每剂药以本院煎药机代煎 9 袋（每袋含药 150ml），每次 1 袋（加温服），每日 3 次，1 月为 1 个疗程。疗效标准：痊愈：症状消失，B 超及妇检提示附件炎性包块消失，内诊子宫活动正常，周围组织柔软；显效：症状显著改善，B 超及妇检提示附件炎性包块较前缩小 2/3 以上，内诊示子宫活动度较前改善，周围黏连减轻；有效：症状有所改善，B 超及妇检示附件炎性包块较前缩小 1/3～2/3，子宫周围黏连较前为轻；无效：症状改善不明显，B 超及妇检示附件炎性包块缩小不足 1/3，子宫周围黏连好转不明显。其中治疗组月经失调 12 例，治愈 9 例，好转 2 例，无效 1 例；痛经 17 例，治愈 8 例，好转 4 例，无效 5 例；腹痛、腰痛 70 例，治愈 61 例，好转 4 例。

四、子宫肌瘤

子宫肌瘤，又称子宫平滑肌瘤，是女性生殖器最常见的一种良性肿瘤。临床子宫肌瘤好发于卵巢功能较旺盛的 30～45 岁的妇女，50 岁以后，由于卵巢功能明显衰退肌瘤大多自行缩小。临床常表现为月经异常、下腹部可扪及包块、白带增多、腰酸、下腹坠胀、腹痛、尿频等症状。一般情况下，肌瘤很小的时候可以没有症状。子宫肌瘤的形成与长期大量雌激素刺激有关，而动物实验表明，高脂肪食物促进了某些激素的生成和释放，故肥胖妇女子宫肌瘤的发生率明显升高。因此培养良好的饮食习惯，对子宫肌瘤有一定的抑制作用。

中医认为子宫肌瘤属于"石瘕""癥瘕""肠覃""积聚"等范畴，首见于《灵枢·水胀》篇："石瘕生于胞中，寒气客于子门。子门闭塞，气不得通，恶血当泻不泻，衃以留止。日以益大，状如怀子，月事不以时下"。治疗上以活血化瘀，散结消癥为主，佐以理气行滞，扶正固本，以达到止血、消瘤、恢复元气的目的。

【临床应用】

1. 周氏用本方加减治疗子宫肌瘤 14 例。基本方：当归尾 12g、川芎 6g、红花 10g、桃仁 10g、肉桂 6g、小茴香 6g、延胡索 10g、三棱 8g、莪术 8g、没药 10g、生蒲黄 10g、炒灵脂 10g、生卷柏 30g、益母草 15g，水煎服，每日 1 剂，日服 2 次。服药 1 个月为 1 个疗程。若气滞偏重者或经前重用行气之药，并加用香附、川楝子、荔枝核；血瘀偏重者或经期重用活血之品，并加用水蛭、丹参、益母草；恢复期或经后，选用养血调气健脾之法，用八珍汤加减调理善后。在治疗期间，一律停用其他西药和针剂。疗效标准：治愈：月经恢复正常，自觉症状全部消除。妇检：子宫恢复正常大小。A 超：子宫进 2cm 出 6cm，其间可见宫腔反射，无包块波征。显效：月经量明显减少，自觉症状明显减轻，妇检：子宫肌瘤缩小 4/5。A 超：子宫进 2cm 出 8cm，其间有少许杂波，出波欠饱和。有效：月经量减少，自觉症状减轻，妇检：子宫肌瘤缩小 3/

10。A超：子宫进2cm出9cm，其间波形较密集，有非典型的衰减曲线。无效：月经量多，流连难净，症状体征均无改善。治疗结果：14例中治疗1个疗程者2例，二个疗程者5例，三个疗程者6例，未满一个疗程者1例。其中临床痊愈8例，显效4例，有效1例，无效1例。1985年秋追访，除无效者1例外，全部病例疗效巩固。[29]

2. 勇氏等运用本方加味治疗早期子宫肌瘤26例。治疗方法：基本方：当归10g，川芎10g，赤芍10g，蒲黄10g，五灵脂9g，没药9g，小茴香3g，肉桂各3g，干姜6g。随证加减：气虚加党参、黄芪各25g；血虚加熟地、阿胶各20g；血瘀加三棱、莪术各9g；月经量多加藕节、侧柏叶各10g；带下量多色黄加黄柏15g，金银花20g；食欲不振加鸡内金9g。每日1剂，早晚饭后温服。经期停服，10剂为1疗程。治疗结果：痊愈（17例）：妇科及B超检查，肌瘤消失，子宫大小恢复正常，月经正常。显效（6例）：子宫肌瘤缩小，疼痛减轻或消失，月经、食欲正常。无效（3例）：肌瘤无缩小或较前增大，月经量不减或次数增多。总有效率88.5%。最短服药4个疗程，最长服药8个疗程。[30]

3. 夏氏运用少腹逐瘀汤加味治疗子宫肌瘤16例。治疗方法：当归9g，川芎9g，桃仁9g，赤芍9g，生地黄12g，枳壳9g，延胡索9g，乳香10g，没药10g，小茴香15g，怀牛膝20g。气滞血瘀者加三棱9g，丹参15g，五灵脂10g；寒凝血瘀者加细辛3g，台乌药15g，附片8g；阴虚肝旺者加龟甲30g，桑寄生15g，沙参15g；脾虚气弱者加黄芪30g，山药15g，党参15g；肥胖痰湿重者加法半夏12g，陈皮9g，桑白皮15g；出血多者加水牛角30g，丹皮9g，紫草12g，海螵蛸15g。15天为1个疗程，治疗2~6个疗程。治疗效果：痊愈9例，临床症状消失，妇科检查子宫大小恢复正常，子宫长、宽、厚三径之和小于18cm，B超示肌瘤消失；显效3例，妇科检查子宫较治疗前缩小50%以上；有效2例，子宫较治疗前有所缩小，B超示子宫长、宽、厚三径之和缩减2~2.5cm；无效2例。[31]

【病案举例】

1. 郭某，女，38岁，农民，1979年元月17日初诊。患者一年来，阴道不规则流血，量多色红或紫暗成块，淋漓不断，此次经水2月未行，小腹刺痛难忍，痛有定处，小腹包块逐渐增大，按之坚硬，推之不移。妇检：触及子宫前有一儿头大包块，与子宫黏连，界限不清。超声波探查：耻骨联合上可见进出波间距10cm平段，其间为密集微小波，提高灵敏度无液平，波形有衰减曲线。诊断为子宫肌瘤。患者惧怕手术治疗，不愿住院而延余诊治。观其舌质色淡，边有瘀点，脉沉迟而涩。

证系血瘀气滞，寒邪内阻胞宫。药用基础方加水蛭 10g，搜剔恶血，经期前腹胀痛时加香附 10g、川楝子 10g。服药 40 余剂，患者小腹剧痛，阴道下血较多，色暗夹有瘀血块。继续按基本方加减，服至 79 剂后，包块消失。妇检：小腹部未触及包块，超声波检查：子宫进 2cm 出 6cm，其间可见子宫腔反射，无包块波征。后以调理脾胃，养血调经法而善其后。[29]

2. 患者，36 岁，2005 年 6 月 30 日初诊。主诉：下腹部不适伴月经淋漓不尽 1 年余。在当地医院经 B 超检查为子宫肌瘤，大小为 5.3cm×4.2cm，曾自服"软坚散结丸"等药物，效果不明显。就诊时下腹部时有不适，于右腹部可扪及一包块，活动性良好，伴有月经量少，色暗，夹有血块。舌质暗，边有瘀点，脉沉。B 超检查：子宫肌瘤大小为 5.8cm×4.9cm，确诊为子宫肌瘤，中医辨证属"积聚"血瘀型。拟方以少腹逐瘀汤加牛膝 20g，丹皮 15g。服药 6 剂，复诊时自述下腹部不适感消失，触摸右腹部包块有缩小感，效不更方，继守原方加减，服药 30 剂，经间期同时服用中成药大黄䗪虫丸，每日 3 次，每次 1 丸，1 个月后自觉症状完全消失，B 超检查，子宫内未见异常。[32]

五、子宫内膜异位症

子宫内膜异位症是指子宫内膜组织不在其正常部位，而生长在子宫腔以外的异常位置出现的病变和症状。当异位的子宫内膜出现在子宫肌壁层时，称内在性子宫内膜异位症，又称子宫肌腺症；而当子宫内膜异位于子宫壁层以外（包括子宫颈部及子宫体浆膜层）的任何部位时，统称外在性子宫内膜异位症。异位于卵巢的子宫内膜异位症，临床上习称卵巢巧克力囊肿。子宫内膜异位症是一种较常见的妇科疾病，多见于 30～40 岁的育龄妇女。子宫内膜异位症的临床表现，常因病变部位不同而出现不同的临床症状，主要表现有痛经、月经失调、不孕、肠道或泌尿道症状等。无症状者约为 20%。

子宫内膜异位症属中医"痛经""癥瘕""积聚""不孕"的范畴。多由肝郁气滞、脾虚气弱或肝肾两亏，或外邪侵袭人体凝滞胶结在一起而引起。本病的基本的病理变化为血瘀，基本的病理产物为离经之血形成的瘀血，留于体内，日久便成癥瘕。故治疗上针对瘀血之病机，应积极应用活血化瘀法。

【临床研究】

1. 种氏运用本方为主治疗子宫内膜异位症 56 例。治疗方法：①口服法：以少腹逐瘀汤为基本方加减治疗：当归 12g，川芎 10g，赤芍

10g，生蒲黄（包）10g，五灵脂 10g，没药 10g，延胡索 15g，肉桂 5g，小茴香 5g，干姜 3g。经行腹痛剧烈者可酌加血竭（分吞）3g，川牛膝，路路通；盆腔内有异包块者可加三棱，莪术，桃红，皂角刺；月经过多者可加三七（分吞），仙鹤草，茜草炭，海螵蛸，花蕊石等。每日 1 剂，水煎服，日 2 次，3 月为 1 个疗程。②灌肠法：基本方：中药消癥通络溶液（我院自制剂）蒲公英、白花蛇舌草、丹参各 30g，三棱、莪术、大血藤、冬葵子 15g。每日 1 剂，浓煎成 100ml，取药汁于每晚睡前保留灌肠，灌肠前嘱排空大便，保持温度适宜，灌肠后宜卧床休息 30 分钟以上，经期暂停治疗。③针灸：取足三里、血海、三阴交、关元穴。经前半月起隔天针刺，行平补平泻手法，留针 30 分钟，经期停止治疗。疗效标准：痊愈：症状完全消失，盆腔包块等局部体征基本消失，不孕者在疗程内妊娠或生育。显效：症状基本消失，盆腔包块缩小，虽局部体征仍存在，但不孕者得以受孕。有效：症状减轻，盆腔包块未增大或缩小，停药 3 个月内症状不加重。无效：症状无变化或恶化，局部病变有加重趋势。治疗结果：56 例中，痊愈 10 例，显效 23 例，有效 12 例，无效 11 例，总有效率 80.40%。[33]

2. 徐氏用本方加减治疗子宫内膜异位症 50 例。以少腹逐瘀汤为基本方加减应用：当归 12g，川芎 10g，赤芍 10g，生蒲黄（包）10g，五灵脂 10g，延胡索 15g，没药 10g，肉桂 5g，小茴香 5g，干姜 3g。经行腹痛剧烈者可酌加血竭（分吞）3g，川牛膝、路路通；盆腔有内异包块者可加三棱，莪术，桃仁，皂角刺；月经过多可加三七（分吞）3g，仙鹤草、茜根炭、海螵蛸、花蕊石等。每日 1 剂水煎服，日 2 次，3 个月为 1 个疗程。对照组于 1 月经来潮第 1 天服达那唑胶囊，400 mg/d，3 个月为 1 个疗程。两组服药时均月查肝功能 1 次，1 个疗程后测体重。疗效标准参照《最新国内外疾病诊疗标准》及中国中西医结合学会妇科专业委员会第三届学术会议修订的"子宫内膜异位症"的中西医诊疗标准拟定。治愈：临床症状消失，盆腔包块等局部体征基本消失，不孕症患者在年内妊娠或生育；显效：症状消失、盆腔包块缩小，虽局部体征存在，但不孕患者得以受孕；有效：症状减轻、盆腔包块无增大或略缩小，停药个月症状无加重；无效：主要症状无变化或恶化，局部病变有加重趋势。治疗结果：治疗组 50 例中，治愈 7 例，显效 11 例，有效 27 例，无效 5 例，治愈率 14%，有效率 90%；对照组 30 例中，治愈 4 例，显效 8 例，有效 15 例，无效 3 例，治愈率 13.33%，有效率 90%。治疗组服药后肝功能中转氨酶升高者 19 例，占 2%，体重无明显增加。对照组服药后肝功能转氨酶升高者 19 例，占 63.33%，停药后可降至正常。达那唑组体重增加100%，平均增加4.7kg。两组副作用比较有显著差异（$P<0.05$）。[34]

3. 周氏应用少腹逐瘀汤治疗38例患者，其中25～30岁8例，31～40岁16例，41～45岁9例，45岁以上5例；已婚34例，未婚4例，原发不孕4例，继发不孕5例；盆腔结节8例，子宫腺肌病5例，巧克力囊肿16例；伴痛经者36例。

中药少腹逐瘀汤：小茴香10g，当归10g，蒲黄10g，五灵脂10g，赤芍10g，没药10g，延胡索10g，川芎10g，干姜10g，官桂10g。每日1剂，煎服。月经期改用四物汤加减。寒湿较重者，小腹冷痛，牵连腰脊，得温则舒，经行量少，色暗有血块，苔白腻，脉沉紧，加吴茱萸，改官桂为肉桂；气血虚弱者，面色苍白，小腹绵绵作痛，按之痛减，经色淡，质清稀舌淡，脉细弱，加党参、黄芪、熟地黄、白芍；肝肾虚弱者，经后小腹隐痛，腰膝酸软，头晕耳鸣，舌淡，脉沉细，加山萸肉、阿胶、杜仲、续断。孕三烯酮胶囊每周2次，每次2.5mg，月经第一天开始。中西医结合治疗6个月，痛经不严重时就停用西药，单纯用中药治疗。治疗3个月为1个疗程。除患者妊娠、绝经外，需一直服药。

治疗3个疗程后评定疗效。治愈29例（占76.3%）：症状和体征（疼痛、异位出血、包块等）消失，妊娠，绝经；显效6例（占15.8%）：症状消失或显著好转，包块结节缩小。有效症状和体征好转；无效3例（占7.9%）：症状和体征无改变。其中5例停药后又觉痛经，嘱经前服药1周，连服3个月，成功停药。

按： 上方当归、川芎、赤芍活血行瘀；蒲黄、五灵脂、延胡索、没药化瘀止痛；延胡索能行血中气滞，气中血滞，专治一身上下诸痛，为止痛要药；干姜、官桂、小茴香温经散寒。全方相伍，能活血化瘀散结、理气止痛。寒湿较重者加吴茱萸、肉桂温经散寒；气血虚弱者加党参、黄芪、熟地、白芍益气补血；肝肾虚弱者加山萸肉、阿胶、杜仲、续断滋养肝肾。[35]

4. 患者80例，随机分为2组：治疗组40例，年龄25～42岁，平均33.5岁；病程2～15年，平均7.5年。有不同程度的痛经、下腹痛、性交痛（统称为慢性盆腔疼痛）30例，盆腔结节及包块28例。对照组40例，年龄24～44岁，平均34岁；病程1～12年，平均6.5年；慢性盆腔疾病29例，盆腔结节或包块32例。2组患者年龄、病情、病程比较均无显著性差异（$P>0.05$），且肝功能正常、无用药禁忌。

2组均于月经周期的第2天开始口服达那唑200mg，每日3次，连服1个月；第2个月开始改每日口服2次，连服2个月；第4个月开始每日减至 1 次，连服 3 个月，6 个月后停服达那唑。治疗组在停用达那唑后改用中药少腹逐瘀汤加减治疗。基本方：小茴香 2g，干姜 3g，延胡索 10g，没药 10g，当归 12g，川芎 10g，肉桂 3g，赤芍 15g，蒲黄 10g，炒五灵脂 9g。经血淋沥难净者加艾叶、炮姜、益母草温经止血，素体阳虚、畏寒肢冷、脉沉细者加补骨脂、制附子、巴戟天温肾助阳，见盆腔包块者酌加桃仁、三棱、莪术、土鳖虫活血消癥。每日 1 剂，水煎早晚分服，月经期不停药，3 个月为 1 个疗程，1 个疗程后复查，未愈再行第 2 个疗程。

疗效评定标准：治愈：症状全部消失，盆腔包块等局部体征基本消失；显效：症状基本消失，盆腔包块缩小 1/2 以上，从症状消失起 2 年无复发；有效：症状显著减轻，盆腔包块缩小 1/3 以上，主要症状消失后 1 年无复发；无效：主要症状无变化或恶化，局部病变无变化或有加重趋势；复发：痊愈者停药后 1 年内随访，再次出现症状及体征。

治疗组痊愈 32 例，显效 5 例，有效 1 例，无效 2 例，复发 4 例，总有效率 92%，复发率 12%；对照组痊愈 28 例，显效 4 例，有效 3 例，无效 5 例，复发 10 例。总有效率 85%，复发率 36%。2 组总有效率和复发率比较均有显著性差异（$P < 0.05$）。[36]

【病案举例】

1. 张某，女，28 岁，2002 年 8 月初诊。周期性下腹部及腰骶疼痛 3 个月。患者 14 岁月经初潮，周期尚准。18 岁后患痛经，并逐年加重，每逢行经前后，下腹部及腰骶部疼痛难忍，月经量过多。B 超检查诊为子宫内膜异位症。经某医院治疗后症状缓解。3 个月前诸症复发。本次月经前 2 天，下腹部及腰骶部疼痛，放射到会阴及肛门处，经期过后疼痛逐渐消失，月经量多、经色暗红有血块，带下量多，畏寒，苔薄，舌胖大紫暗、脉弦涩。妇科检查示：宫颈扪及坚硬结节、触痛明显，子宫后倾、有牵扯痛。证属阳虚血瘀，冲任不调。治以助阳散寒、化瘀散结、调和冲任。方拟少腹逐瘀汤加减：当归 15g，赤芍 12g，川芎 10g，延胡索 10g，没药 10g，蒲黄 10g，五灵脂 10g，炮姜 10g，肉桂 3g，小茴香 5g，三棱 6g，莪术 6g，甘草 6g，鳖甲 20g，大黄 9g。4 剂，水煎服。

药后月经来潮，量多色暗，腹痛虽存，但能耐受。续上方 3 剂，腹痛止，月经净。后以上方配制丸剂，每服 1 丸（10g），每日 2 次。并嘱每于行经前 1 周再按上方服汤药 7 剂，连续 2 个月经周期随访 2 个多月，未见行经腹痛，经量较前减少且色红。经 B 超复查未发现异常。

按： 子宫内膜异位症属中医"癥瘕"范畴。多因冲任失调，离经之血阻滞胞脉；或经期、产后调摄不慎；或手术损伤，以至恶血留滞，血行受阻，不通则痛。瘀血留滞日久，则渐成癥。故治当活血散结、化瘀止痛。少腹逐瘀汤方中，当归、川芎、蒲黄、五灵脂、没药、延胡索、赤芍活血定痛；三棱、莪术、鳖甲化瘀散结；大黄活血通腑；肉桂、小茴香温阳化气；炮姜温经止血；后期加山茱萸、白术益肾健脾。诸药合用，可使瘀血消散、冲任调畅，脾肾之气健旺，故疗效满意。[7]

2. 王某，女，32岁，工人，1993年10月初诊。主诉：结婚6年未育。患者14岁月经初潮，于26岁结婚，婚后第2年行人流术，翌年出现月经来潮腹痛，并进行性加剧。因月经多，有大血块，伴肛门下坠，乳房胀痛，而来院诊治。妇科检查：子宫前位前屈，大小活动正常，于子宫后壁后穹窿处可触及结节，触痛明显。B超检查：右侧附件可探及1.5～1.2cm囊性肿物，盆腔有液性暗区。诊断为子宫内膜异位症、继发性不孕。妇科使用妇康片、枸橼酸氯米芬治疗，痛经稍有减轻。1993年在外地医院行右侧附件巧克力囊肿切除，1993年10月转本科治疗。就诊时适值经行，面色暗，表情痛苦，苔薄边有暗红斑脉弦。投以少腹逐瘀汤，原方去干姜、肉桂，加三棱、莪术、茯苓、没药、花蕊石、丹参。经净至月经中期，以原方加软坚温肾之穿山甲（应使用相应替代品）、生牡蛎、淫羊藿、肉苁蓉。以上两方交替使用，治疗半年后腹痛逐渐减轻，月经量减少，止痛片停服。妇科检查：原病变部位结节触痛减轻，变软。继以原法治疗，于1994年2月停经43天，诊为：早孕。停服各类药物，于1994年11月正常分娩1男婴。

按：子宫内膜异位症是妇科常见病。根据临床表现，腹痛，痛有定处，可触及癥块，舌见瘀斑，脉弦者，属中医痛经与癥瘕范畴。病机多为寒凝气滞，气血不畅，血脉凝涩，经络留滞，隧道闭塞，冲任气血运行不通。血不循经，留行脉外，或为离经之血，瘀结下焦，结而成瘀。瘀血为本证产生的关键，故使用少腹逐瘀汤加减治疗，可取得较好疗效。[37]

3. 患者，30岁，已婚，2000年8月4日初诊。自诉痛经10年，每于经期1～2日加重，疼痛为持续性绞痛，伴肛门坠痛、腰酸痛，需服止痛片2～4片才能缓解。诊见：经期第1天，经少色暗，小腹冷痛拒按，得热痛减，面色青白，腰酸背痛，舌暗苔白，脉沉紧。妇科检查：子宫后位，大小正常，活动度差，子宫直肠窝有触痛结节。右附件区增厚、压痛。B超显示：子宫内膜异位症。给予达那唑200mg口服，每日3次，连服1个月；第2个月开始改每日口服2次，连服2个月；第4个月开始每日减至1次，连服3个月；6个月后停服达那唑，改用中药少腹逐瘀汤加减治疗。处方：小茴香 2g，干姜 3g，延胡索 10g，没药 10g，当归 12g，川芎 10g，肉桂 3g，赤芍 15g，蒲黄 10g，炒五灵脂 9g，香附 10g，乌药 10g，川芎 10g，益母草 12g，艾叶 10g，每日 1 剂，连服 1 个月经周期，经期不停药，服药后经畅痛减、经量多、色暗。守原方，去益母草、赤芍，加白术 12g、甘草 6g。又服 2 个疗程。经畅痛止，B 超提示盆腔结节消失。[36]

六、卵巢巧克力囊肿

卵巢巧克力囊肿是子宫内膜异位症的一种病变。正常情况下，子宫内膜生长在子宫腔内，受体内女性激素的影响，每月脱落一次，形成月经。如果月经期脱落的子宫内膜碎片，随经血逆流经输卵管进入盆腔，种植在卵巢表面或盆腔其他部位，形成异位囊肿，这种异位的子宫内膜也受性激素的影响，随同月经周期反复脱落出血，如病变发生在卵巢上，每次月经期局部都有出血，使卵巢增大，形成内含陈旧性积血的囊肿，这种陈旧性血呈褐色，黏稠如糊状，似巧克力，故又称"巧克力囊肿"。这种囊肿可以逐渐增大，有时会在经期或经后发生破裂，但很少发生恶性变。卵巢巧克力囊肿发病的重要原因之一为宫腔手术，如人流、上环、输卵管通液等。卵巢巧克力囊肿的典型症状为继发性痛经，约 15% ~30% 的患者有月经失调，表现为经量增多，经期延长或经前点滴出血。而最严重的并发症为不孕，内膜异位症患者中不孕率达 40%。

中医认为该病属"痛经""不孕"范畴，其病机是致病因素导致冲任瘀阻或寒凝经脉，使气血运行不畅，胞宫经血流通受阻，冲任失调而致。治疗可调补冲任、活血化瘀。

【临床研究】

陈氏运用本方加味治疗卵巢巧克力囊肿 47 例。处方：少腹逐瘀汤加味：小茴香 2g，干姜 3g，延胡索 10g，当归 12g，川芎 10g，肉桂 3g，赤芍 15g，蒲黄 10g，炒五灵脂 10g，香附 10g，乌药 10g。上方每日 1 剂，水煎成 400ml，分 2 次温服，月经期不停药。疗效判定标准：治愈：临床症状消失，卵巢巧克力囊肿消除（经妇科检查及 B 超证实）。好转：临床症状显著减轻，囊肿缩小 1/2 以上。无效：临床症状无改善，囊肿不缩小。（舌象变化仅作参考，暂不作为诊断及疗效的指标）。治疗结果：治愈 21 例，占 44.68%，好转 23 例，占 48.93%，无效 3 例，占 6.38%，总有效率 93.61%。[38]

【病案举例】

1. 姜某，女，36 岁，反复腰骶部疼痛 8 个月，月经先后无定期，经量、色泽无异常，苔薄，舌面见绿豆大小的瘀紫斑点，脉细。妇科检查：外阴已产式。宫颈轻度炎症，子宫大小正常，双侧附件增厚，并触及囊性肿物黏连于子宫后壁。B 超显示在子宫底部后方区域见 4.9cm × 6.8cm × 3.6cm 的液性暗区，内有密集低回声小光点，诊断提示：卵巢巧克力囊肿。中医辨证属气滞血瘀络阻，治以理气化瘀通络，处以少腹逐瘀汤加味。方药：小茴香 6g，干姜 6g，延胡索 15g，当归 20g，川芎 10g，肉桂 3g，赤芍 10g，蒲黄 10g，炒五灵脂 10g，香附 12g，乌药 10g。每日 1 剂，水煎服。上方连服 64 天后，诸症消失，月经周期恢复正常，B 超复查示卵巢巧克力囊肿消失。[39]

2. 李某，女，33 岁，小腹疼痛、坠胀，行经期更甚，平素白带增多，色黄，异味，月经失常，小腹内有一个坚实而无痛的肿块，有时性交会发生疼痛，盆腔检查和 B 超显示为卵巢囊肿，大小为 4.3cm × 4.6cm × 4.7cm，舌苔滑腻，脉弦数。证属瘀热滞留。治宜活血化瘀，清热通络。方用少腹逐瘀汤加减。治疗 1 个月，诸症消失。B 超显示为阴性。[39]

3. 胡某，女，38 岁，已婚，干部。1995 年 8 月 22 日初诊。患者婚后 6 年未孕。5 年前因右侧卵巢囊肿而行囊肿摘除术，术后常感头晕、耳鸣、乏力、失眠。近 3 年来出现月经不调，经前少腹疼痛逐渐加重。妇科检查提示：双侧输卵管通而不畅。10 天前 B 超检查：子宫前位，大小 61mm × 49mm × 46mm，实质欠均匀，后壁见点状强回声；左卵巢 31mm × 27mm，边界清，右卵巢 44mm × 41mm，为液性回声，内见散在不规则强回声光点，壁较厚，形态欠规则。诊断：（1）子宫内膜异位症；（2）右侧卵巢巧克力囊肿。诊时诉昨日月经来潮，量少色暗红，夹有血块，经前两天即感少腹不适，行经时则胀满疼痛较剧。近月经行淋漓，10 天方净。平素畏寒肢冷，腰酸膝软，耳鸣目眩，倦怠乏力，夜不安寐，纳食一般，二便如常。舌淡而暗红，苔薄白，脉沉细弱。证属肾阳不足，肝血亏损，冲任失调，寒瘀内阻胞宫。因刻下经期，使用少腹逐瘀汤化裁，以温经止痛，散寒化瘀：上肉桂 3g，淡干姜 3g，炒当归 10g，炒赤芍 12g，大川芎 5g，生蒲黄 10g，炒灵脂 10g，制没药 3g，小茴香 3g，延胡索 10g，泽兰叶 5g，茺蔚子 10g，绿萼梅花 5g。服药 5 剂后经行较前通畅，血块减少，少腹疼痛不甚，腰酸亦有所减轻。经水渐净，而眩晕耳鸣、肢软无力、失眠神倦等症状依然，舌诊同上，脉沉细弱而两尺无力。拟平时调补肝肾，以资血海之充养。法从温补肾阳，养血柔肝，调和冲任：淫羊藿15g，山茱萸12g，巴戟天12g，炒归身12g，茯苓10g，熟女贞12g，墨旱莲15g，炒杜仲12g，菟丝子12g，炒熟地黄12g，赤芍、白芍各10g，紫丹参10g，炙穿山甲（应使用相应替代品）12g，牡蛎30g，制香附5g，绿萼梅花3g，炙甘草3g。以此方化裁，下周期月经第1天时即服少腹逐瘀汤5剂，如此调治10个月左右，患者诸羸虚之症渐以消失，月经亦转正常。复查B超：子宫前位，大小59mm×45mm×42mm，实质尚均匀，未见明显团块；左卵巢30mm×25mm，右卵巢31mm×29mm，边界清楚诊断：子宫附件未见明显异常。又调理月余，因停经逾40天，作妊娠试验为阳性。此后再作产前调理后足月顺产。

按：本例采用了经期和平时不同的治疗方法。经期因寒瘀内阻胞宫致经行不畅，遵"急则治标"之原则，采用王清任《医林改错》的少腹逐瘀汤，以温经止痛、散寒化瘀，又增入泽兰叶、茺蔚子、绿萼梅花以加强调经活血之力。平时则重在治本，用二仙汤、四物汤、二至丸诸方化裁。方中以二仙汤去仙茅之大热、黄柏之苦寒，而取其温肾阳、补肾精、调冲任之效；更入山茱萸、厚杜仲、菟丝子以补肝肾，益精血，强腰膝，固下元；四物汤合二至丸补血养阴而柔肝。妇人以肝为先，肝得血养则血海充盈，月事可望正常，佐以牡蛎、穿山甲（应使用相应替代品）软坚散积而逐内结之瘀血，丹参、香附、绿萼梅花则理气行血，与牡蛎、穿山甲（应使用相应替代品）同用则可消积散，与培补肝肾之品合用则能调和冲任。如此则肝肾精血充盈，冲任调达，太冲脉盛，月事以时而下。故术后复发之囊肿得以消减，继以怀孕。[40]

七、子宫内膜增殖症

子宫内膜增殖症是妇科常见疾病，临床称之为功能性子宫出血，是介于正常增殖期子宫内膜与高分化子宫内膜癌之间的一组病变。它是由于大量雌激素刺激子宫内膜所致。主要分为单纯性增生、复杂性增生及非典型增生。其中后两者被认为是癌前病变。据资料统计，如不经治疗，平均有10%~15%将发展成子宫内膜腺癌。该病的临床表现为不规则的多量的异常子宫出血，患者可以在长时间闭经后出现持续的出血，临床上可能疑为流产，也可表现为周期缩短、经期延长，出血时间可达1个月。病理检查子宫内膜增殖的程度与出血的严重程度并不完全一致。表现为子宫内膜增厚，厚度3~12mm不等，有的病例甚至达20mm。

中医认为该病属于"崩漏"范畴。因素体阳盛，外感热邪，过食辛辣，或七情内伤，或产后余血未净，而致气机不畅，瘀血内阻，冲任损伤，不能固摄，以致经血从胞宫非时妄行。本病病变涉及冲、任二脉及肝、脾、肾三脏，证候有虚有实。治疗在调补冲任、肝脾的基础上，还可择用活血化瘀等法。

【临床研究】

吴氏运用本方治疗子宫内膜增殖症 76 例。方药组成：小茴香 6g，干姜 6g，延胡索 9g，当归 12g，川芎 6g，肉桂 3g，赤芍 9g，生蒲黄 9g，五灵脂 6g，水煎服，每日 1 剂。对照组用醋酸甲羟孕酮片，自刮宫第 13 日起，给予醋酸甲羟孕酮片 10mg/d，连用 14 日。患者均在停药 2～6 日月经来潮。疗效标准：于月经前 1～2 日，B 超测量子宫内膜厚度。治愈：患者月经恢复正常或闭经，并在停药。月经来潮一次后，第二次月经来潮前 1～2 日，B 超测量子宫内膜厚度小于 0.5cm。无效：子宫内膜厚度较治疗前无变化。治疗结果：疗程 30～90 日，平均 60 日。经 1 个疗程治疗后，观察组治愈率为 58.70%，而对照组为 43.3%，2 组治愈率比较，$P < 0.05$，观察组疗效明显优于对照组。[41]

【病案举例】

赵某，女，34 岁，职员，2003 年 12 月 12 日初诊。患者流产后 1 年未孕，男方各项检查正常，月经周期正常，流产后经期明显延长，需 7～10 日，经量增多，色暗红，有小血块，经前 3 日自觉下腹部胀痛，经期加重，伴腰酸，平时白带量多，色黄，气味秽臭。末次月经日期为 12 月 3 号。妇科检查：外阴已婚型，阴道内多量分泌物，宫颈光，子宫前位，正常大小，无压痛，双侧附件无增厚压痛。2004 年 1 月 3 日 B 超检查示：宫腔内肌层回声尚均匀，内膜厚 1mm～2mm，宫体大小正常，双侧附件未见异常回声。舌淡红，苔薄白，舌下脉络青紫，脉沉弦。诊为子宫内膜增殖症，癥结。证属气滞血瘀型，治宜活血祛瘀，温经止痛，加味少腹逐瘀汤主之。小茴香 6g，干姜 6g，延胡索 9g，当归 12g，川芎 6g，肉桂 3g，赤芍 9g，生蒲黄 9g，五灵脂 6g，香附 9g，刘寄奴 9g，枸杞子 12g，菟丝子 12g，炒延胡索 9g，水煎服，每日 1 剂。上方服 20 剂，月经于 2004 年 1 月 5 日来潮，经前、经期下腹部疼痛明显减轻，经色暗红有血块。原方加桃仁 9g，红花 9g，鸡血藤 15g，又服 2 月，经来腹痛消失，血色转红无血块，带下正常，舌红，苔白，脉沉缓。患者于 2004 年 3 月经净后复查 B 超，内膜厚 0.5～2mm。[41]

八、子宫腺肌病

子宫腺肌病是处在正常位置的具有生长功能的子宫内膜组织出现和生长在子宫肌壁层的良性病变，属于子宫内膜异位症的一种特殊类型。

多发生于 40 岁以后至近绝经期的经产妇女。子宫腺肌病病理特点为子宫内膜及腺体侵入子宫肌层。与正常子宫内膜相比，位于肌层内的内膜类似基底层子宫内膜，对孕激素缺乏反应，常处于增殖期。临床主要表现为继发痛经伴进行性加重，经期延长，月经量多。

中医认为本病属于"痛经""癥瘕"的范畴。其成因为冲任胞脉瘀阻，聚而成积，积而成癥，内膜蔓生，瘀血留结于子宫肌层而成该病。初期血瘀致病为实证，但病程延久，失血耗气，又导致气血虚弱，而转成虚实夹杂证，因而临床上要辨证施治。

【临床报道】

李氏运用本方灌肠治疗子宫腺肌病 32 例。药物组成：小茴香 20g，干姜 15g，延胡索 20g，没药 15g，当归 10g，川芎 15g，肉桂 10g，赤芍 15g，蒲黄 20g，五灵脂 20g。用开水煎熬至 200ml，低压缓慢保留灌肠，右侧卧位 20 分钟，平卧 20 分钟，灌注时间为月经来潮前 3 天开始直到月经干净停药。3 个月为 1 个疗程，治疗 1～3 个疗程。疗效标准：痊愈：行经前后或经期小腹无痉挛性腹痛，月经正常。好转：月经基本正常，小腹疼痛减轻。无效：月经和腹痛无改变。结果：治疗后半年随访观察。痊愈 10 例，占 31.25%，好转 18 例，占 25%，无效 4 例，占 12.5%，总有效率为 87.5%。[42]

【病案举例】

刘某，女，42 岁，2002 年 2 月 3 日初诊。因继发性进行性痛经 1 年，在外院诊断为"子宫腺肌病"，经西药治疗效果不佳，而又惧怕手术治疗转中医诊治。刻诉 1 年前始出现经期下腹坠胀刺痛，呈进行性加剧，拒揉拒按，得温稍舒，且经量增多，色暗有血块，经期延长。现值月经干净 1 周，仍觉少腹隐痛不适，触按疼痛，伴乏力，腰酸，面色萎黄，二便自调。舌质淡暗边有瘀点、苔薄白，脉沉涩。B 超示子宫增大，子宫壁内可见均匀结节状回声，提示子宫腺肌病。辨证属寒凝气滞，血瘀胞宫之癥瘕。治以温经散寒，理气活血化瘀。方用少腹逐瘀汤加减：小茴香 3g，干姜 3g，肉桂 3g、延胡索 9g，制没药 6g，川芎 9g，当归 9g，蒲黄 9g，赤芍 9g，五灵脂 6g，香附 9g，鳖甲 12g。7 剂，日 1 剂，水煎分 2 次服。2 月 13 日复诊，诉：月经已汛 3 天，经量较平素增多，血块减少，腹部疼痛减轻。上方加熟地黄 12g、白芍 12g、阿胶（烊化）10g，以养血和血调经，服至经净。经用本方随症加减治疗半年，痛经基本消失，经期经量恢复正常，一般情况良好，半年后复查 B 超子宫无异常。

按：子宫腺肌病属中医学"痛经"，"癥瘕"范畴。该病多见于

30～50 岁的经产妇，常因子宫壁的创伤，子宫内膜向肌层内生长，或因子宫内膜组织通过血液或淋巴播撒至子宫肌层内而致病。西药治疗效果差，对典型病例常采用手术切除子宫而根治。但随着人们对生活质量要求的提高，不愿接受手术而采用中医治疗。本人认为该病虽有寒、热、虚、实之不同，但瘀血阻滞胞宫为其基本病理变化。本案辨证属寒凝气滞，血瘀胞宫之证，故选用少腹逐瘀汤加减治疗，经期适当伍用养血和血之品，经过前后治疗半年，病获痊愈。[43]

九、子宫附件囊肿

子宫附件囊肿就是指输卵管和卵巢的囊性肿瘤，是一种常见的妇科病。临床上子宫附件囊肿以卵巢囊肿为多见，它可发生于任何年龄，但大多数发生于生育期。造成子宫附件囊肿的原因一是炎症所引起，二是内分泌失调所造成。临床上多表现有小腹疼痛，小腹不适，白带增多，白带色黄，白带异味，月经失常以及阴道不规则出血或体毛增多等症状。囊肿可以是生理性或病理性的。卵巢肿瘤由于患病初期很少有症状，因此早期诊断较困难，就诊时大多已属晚期，很少能得到早期治疗，是目前严重威胁妇女生命的肿瘤之一。

中医认为本病属于"积聚""癥瘕"等病的范畴，多由于体虚复感外邪，情志饮食所伤，以及其他疾病日久不愈等原因，机体以正气亏虚，脏腑失和，气滞、血瘀、痰浊蕴结腹内为基本病机。

【病案举例】

高某，女，16 岁，未婚。月经紊乱 5 个月，伴下腹胀痛，腰酸软，经色暗红夹有血块，赤带，舌质淡红，苔白微腻，脉弦涩。B 超检查报告为"右侧附件探及一 4.5cm×4cm 无回声团块，子宫底探及一 4cm×3.5cm 无回声团块，子宫大小正常"。妇产科诊断为子宫附件囊肿。中医诊断为癥瘕。治以活血通络，软坚散结。方用加味少腹逐瘀汤。水煎，1 日 1 剂，每次 200ml，1 日 3 次，饭前服。连服 10 剂后下腹胀痛，腰酸软，赤带消失。复查 B 超示子宫附件大小正常，未发现异常。服药期间行经 1 次，3 日即尽，色量正常，随访 1 年月经均正常，再次复查 B 超示子宫附件正常。[44]

十、盆腔炎

女性内生殖器及其周围的结缔组织、盆腔腹膜发生炎症时，称为盆腔炎。盆腔炎为妇科的常见病。炎症可局限于一个部位，也可几个部位同时发病。按其发病过程、临床表现可分为急性与慢性两种。慢性盆腔炎常为急性盆腔炎未能彻底治疗，或患者体质较差，病程迁延所致，但亦可无急性炎症病史。病情较顽固，当机体抵抗力较差时，可有急性发作。盆腔炎常见的致病体有链球菌、淋球菌、支原体、衣原体、葡萄球菌、大肠埃希菌、厌氧菌及性传播等病原体。

慢性盆腔炎是妇科常见病，多发于中青年妇女。中医认为，该病是因禀赋不足，摄生不慎，阴户不洁或劳倦过度所致。常见症状为一侧或两侧小腹疼痛、坠胀、腰痛、带下量多、月经失调、性交痛、经期发热等。在治疗上应结合患者病情，辨证施治。

【临床应用】

吴氏用少腹逐瘀汤治疗慢性盆腔炎21例。处方：肉桂6g，干姜6g，小茴香3g，延胡索10g，当归10g，赤芍10g，川芎10g，五灵脂10g，蒲黄10g，没药5g。每日1剂，分早晚煎服。加味：兼有脾虚，加黄芪10g，炒白术10g；肾阳虚加鹿角胶10g，制附片5g；湿热者加黄柏10g，车前子15g；若有包块、子宫输卵管黏连者，加三棱10g，莪术10g，皂角刺10g，炮穿山甲（应使用相应替代品）10g；若有输卵管积水者，加益母草15g，王不留行10g；若腹胀甚者，加荔枝核10g，制香附10g。治疗结果：痊愈（临床症状及阳性体征均消失，B超复查包块消失）12例，好转（症状明显好转，阳性体征减轻）6例，无效（症状及阳性体征无明显改善）3例，总有效率为85.7%。疗程最短2个月，最长5个月。[45]

【病案举例】

1. 黄某，女，35岁，1993年4月5日初诊。因房事不慎引起小腹胀痛，腰骶酸痛，带下量多1年余，症状时轻时重，反复不愈。刻下：小腹坠胀疼痛，以左少腹为甚，腰酸乏力，带下清稀量多，舌淡紫，苔薄白，脉沉细。查左少腹局部轻压痛，并可触及条索状包块，经B超检查：见下腹部左侧2.5cm×2.0cm低回声区，边缘不规则，提示：左侧附件炎。经西药抗炎止痛治疗，病情未见好转，中医辨证属胞脉瘀滞，脾肾亏虚，治拟温经行气消瘀，佐以补益脾肾。方用少腹逐瘀汤加味：肉桂6g，干姜6g，小茴香3g，延胡索10g，当归10g，赤芍10g，川芎10g，五灵脂10g，蒲黄10g，没药5g，炙黄芪12g，鹿角胶10g，以上方为基本方调治3月，诸症痊愈，少腹肿块消失，B超复查左侧输卵管炎性包块消失。[45]

2. 赵某某，女，31岁，已婚，工人，1984年4月10日初诊。患者于产后一年来持续下腹疼痛，以左侧为重，伴有腰骶酸痛。曾经妇科诊为盆腔炎，用抗生素等中西药物治疗乏效，反增小腹冷坠胀感，痛处拒按，月经后期，经色暗红，夹有瘀块，经前或行经时痛势加重。平时白带清稀量多，胸胁乳房作胀，精神郁闷，面色晦暗，舌色暗红，舌下脉络粗大曲张色晦暗，脉沉紧。末次月经1984年3月11日。

妇科检查提示：双侧附件增厚，左少腹有条索状包块，压痛明显。此属寒凝血滞之候。"血实宜决之"。治宜温经散寒，化瘀止痛。方宗少腹逐瘀汤合金铃子散化裁：小茴香10g，干姜5g，延胡索10g，川楝子10g，五灵脂9g，没药9g，当归15g，肉桂5g，炒白芍20g，三棱、莪术各9g，香附10g，甘草6g，水煎二次早晚分服，每日1剂，嘱服5剂。药后4剂月经来潮，经血量多，排出大量暗红血块，腹痛骤减，且胀感消失。守法去五灵脂，加党参10g使气足血行，再进3剂。

再诊：经期已过，痛势亦缓，唯有腰痛乏力，白带清稀量多。宗前方去三棱、莪术，加菟丝子补肝肾、固冲脉，白术、山药、芡实以健脾止带。5剂药后诸症减轻，胃纳渐增。后以此方加减出入调治月余而愈。随访一年无复发。[46]

十一、子宫异常出血

子宫异常出血是一个临床症状，而不是独立的一个疾病，很多疾病可引起出血，可发生于女性一生中的任何年龄段。主要分为功能性和器质性两大类。前者指功能失调性子宫出血（简称功血），是指子宫本身无病变，是由于神经内分泌系统功能失调而引起的异常子宫出血，多见青春期女性和更年期的妇女，生育年龄妇女也可出现。临床表现为月经周期紊乱，经期长短不一，出血时多时少，甚至大量出血，月经频发或月经稀发，或经期流血淋漓不尽。后者指由于子宫本身器质性疾病引起的出血，其病因包括子宫炎症、结核、肿瘤、息肉、子宫内膜过度增生、卵巢肿瘤及血液系统疾病等。

中医认为女子胞有主持月经和孕育胎儿的作用，它的作用的发挥与脏腑、经络、气血有着密切的关系。其中与肝、脾、肾及冲、任、督、带四脉关系最为密切。脏腑、经络、气血功能不调时，就会影响胞宫生理功能的发挥。

【临床应用】

许氏应用少腹逐瘀汤治疗子宫异常出血，少腹逐瘀汤为基本方，原方中的干姜易炮姜。方组：小茴香3g，炮姜5g，延胡索10g，没药6g，当归6g，川芎6g，赤芍10g，蒲黄6g，五灵脂6g，肉桂（焗）2g。症见出血量多者，可酌加大黄、血余炭、艾叶等。煎服方法：每日1剂，温服。血止判断疗效，治疗期间停服其他中西止血药物。若治疗10日仍无效，改用其他治疗方法者为无效病例。对照组按西医止血法治疗，使用刮宫止血法及激素止血法。其中刮宫止血21例，激素止血法17例，治疗期间停止使用任何中医止血疗法，治疗后仍不止血为无效。疗效标准与治疗结果：主要参照1979年全国11省市功血协作组广州会议近期止血标准。显效：治疗7日内血止，观察7日无出血者；有效：8~10日内血止，观察7日无出血者；无效：治疗10日未止血者。[47]

十二、盆腔淤血综合征

盆腔淤血综合征为常见的妇科疾病，是由于盆腔静脉慢性瘀血而引起的一种妇科病变，主要是因为盆腔血流动力学改变。任何使盆腔静脉流出盆腔不畅或受阻的因素，均可致成盆腔静脉瘀血，多见于25~40岁有过妊娠分娩的妇女，常与流产、难产、输卵管结扎术等因素相关。和男子相比，女性盆腔循环在解剖学、循环动力学和力学方面有很大的不同，容易形成盆腔瘀血。其特点是慢性下腹部疼痛，低位腰痛，性感不快，极度疲劳感，白带增多，瘀血性痛经及瘀血性乳房痛等。

中医认为其属于"腹痛""痛经""带下"等病证范畴，病机主要是瘀血阻滞、脉络不通。因于气虚、气滞、寒邪、热邪、湿邪等因素导致机体气机不畅，则血行受阻，形成瘀血或血不滋养机体，出现"不通则痛""不荣则痛"。

【临床报道】

1. 崔氏运用本方加减灌肠治疗盆腔淤血综合征30例。处方：当归12g，桃仁12g，赤芍12g，桂枝6g，小茴香6g，延胡索12g，香附12g，丹参12g，三棱12g，莪术12g，鳖甲12g，金银花15g，紫花地丁30g，甘草6g。加500ml水浸泡半小时后急火烧开，文火再煎浓缩至100ml，药液温至39℃左右，每晚睡前用8号尿管插入直肠10~18cm，用50ml针管将药液缓慢注入，注完后平卧1小时后起床，10天为1个疗程，治疗3~6个疗程。疗效判断标准：治愈：症状、体征、辅助检查均无异常，随访半年无复发；显效：症状消失、体征和辅助检查明显好转；有效：症状、体征、辅助检查均有好转；无效：症状、体征、辅助检查较前无改变。结果：治愈11例，显效10例，有效7例，无效2例，总有效率93%。[48]

2. 徐氏用本方加减治疗盆腔淤血综合征97例。治疗方法均予少腹逐瘀汤加减：当归9g，川芎9g，小茴香9g，干姜3g，延胡索15g，没药10g，肉桂3g，蒲黄10g，五灵脂10g，赤芍12g，泽泻20g。气血两虚者加党参15g，阿胶10g；肝郁不舒者加柴胡6g，香附12g；白带量多而清稀者加薏苡仁 15g，山药 10g；腰骶酸痛者加补骨脂 10g，炒杜仲 15g；月经期间去干姜、肉桂。每日 1 剂，早晚各服 1 次。药渣水煎取液 100ml 非经期保留灌肠，每晚 1 次。15 日为 1 疗程，均治疗 3 个疗程。疗效观察：治愈：症状消失，随访半年无复发。好转：症状减轻或基本消失。无效：症状改善不明显。治疗结果：59 例中治愈 50 例（84.75%），好转 9 例（15.25%），全部有效。[49]

3. 何氏用本方加味治疗盆腔淤血综合征 34 例。以少腹逐瘀汤为基本方。当归 10g，川芎 10g，赤芍 15g，蒲黄 10g，五灵脂 10g，小茴香 10g，肉桂 5g，干姜 5g，延胡索 10g，没药 3g，黄芪 20g，地龙 10g。月经量多加三七粉，月经量少加香附、益母草，带下量多加车前子、海螵蛸，乳房胀痛加郁金、炮穿山甲（应使用相应替代品），体弱乏力加党参、白术，纳差加山楂、麦芽，腰痛加杜仲、补骨脂。每天 1 剂，水煎服。月经前连服 10 天为 1 个疗程，共服 5 个疗程后观察结果。同时辅以体位疗法（胸膝卧位，每日早晚各 1 次，每次持续 10~20 分钟）。治疗结果：治愈（临床症状消失，阴道超声未见明显盆腔静脉瘀血）8 例。显效（临床症状基本消失，阴道超声示盆腔静脉瘀血减轻）15 例。有效（临床症状减轻，阴道超声示盆腔静脉瘀血存在）9 例。无效（临床症状未见减轻）2 例。总有效率 94.1%。[50]

【病案举例】

1. 项某，32 岁，2004 年 8 月 4 日初诊。结婚 5 年未孕育，曾人流 2 次，自然流产 1 次，月经来潮前数天即开始下腹疼痛，腰骶部胀痛，逐渐加重，伴胸胁闷胀，乳房胀痛，经色紫暗有块，经行不畅，经下后腹痛减轻，带下量多，性交疼痛，情绪低落，易疲劳。舌质紫暗苔薄白，脉弦涩。妇科检查外阴着色重，阴唇肿胀发暗，阴道壁充血，静脉曲张。阴道超声检查见盆腔静脉瘀血。血常规检查中性粒细胞比率略高，性激素（雌二醇、黄体酮、睾酮、黄体生成激素、卵泡雌激素）均在正常范围。曾按盆腔炎经抗炎治疗无效。辨证为流产所伤，累及冲任，气滞血瘀。治以理气活血化瘀止痛，方用少腹逐瘀汤加味。每日 1 剂。治疗 5 个疗程后症状逐渐消失，月经前服用少腹逐瘀汤活血化瘀，月经后服用毓麟珠温肾养肝，调补冲任。半年后告知已怀孕，妊娠至足月行剖宫产术一男婴。[50]

2. 杨某，女，38 岁，1996 年 2 月 26 日初诊。主诉：下腹部坠痛，低位腰痛，痛经，性感不快，白带过多，极度疲劳感，外阴着色较重，阴唇肿胀发暗，近 5 年来症状日渐加重。舌质淡暗，可见瘀斑、瘀点，脉象细涩，盆腔静脉造影，静脉回流速度 22 秒。询问病史，既往人工流产 3 次，自然流产 1 次，正常分娩 2 胎。处方：小茴香 15g，干姜 10g，肉桂（后下）3g，延胡索 12g，蒲黄 10g，五灵脂 12g，当归 12g，川芎 9g，熟地黄 12g，阿胶（烊化）15g，艾叶 9g，甘草 6g，服药 1 月，症状明显减轻，小茴香 30g，进药 60 余剂，诸症消失，后以少腹逐瘀汤合胶艾汤各半量为用，再服月余，诸症消失，1996 年 10 月 21 日盆腔静脉造影，静脉回流速度 30 秒。

按：该患乃多孕多产损伤胞络，气滞血瘀，脉络瘀阻。又"产后多寒"，无论正常产或早产后，属虚寒者多。则产后气血亏虚，易受寒邪侵袭。如《诸病源候论》说："胞络之间有余血……遇冷则血结"，此属冲任虚损，寒瘀气滞，脉络瘀阻，法当调补冲任，活血祛瘀，温通胞脉，方中四物汤、阿胶补血活血，调补冲任，小茴香、干姜、肉桂、艾叶温暖胞脉，温经止痛，延胡索为血中之气药，甘草调和诸药，配白芍缓急止痛，二方合用调补冲任，活血祛瘀，温通下元。[51]

3. 吕某，女性，41 岁，农民。2000 年 6 月 4 日因周期性下腹坠痛，腰骶部不适，白带稍多无臭味，多梦，关节痛来诊。症见精神焦虑，舌淡暗，苔薄，脉沉。妇检见外阴正常，阴道通畅，宫颈轻度糜烂，子宫后倾、略大、质韧、无明显压痛、活动可，双侧附件区增厚、无明显压痛。血沉 8mm/h；尿 HCG 阴性；B 超示子宫后位，大小正常，双侧附件区未见异常；彩色多普勒示多色相间彩色团块。经抗感染治疗 10 余日症状不减。改服中药 15 日后症状明显减轻，继续治疗 2 个疗程症状基本消失。随访半年，已无不适症状。[49]

十三、宫腔黏连综合征

宫腔黏连综合征是指子宫内壁黏连，造成宫腔全部或部分闭塞，导致的一系列症状。宫腔黏连综合征患者一般均有子宫腔操作史，如人工流产术、清宫术、子宫肌瘤剔除术，甚至足月分娩或中期引产后等。更多见于人工流产及反复刮宫术后。由于子宫内膜与肌层的过度创伤，特别是合并感染的情况下，使子宫腔或宫颈管发生黏连。根据黏连的部位、程度及面积的不同，临床表现各种各样，如闭经、月经过少、痛经、反复流产及不孕等。

【病案举例】

王某，女，38 岁，2002 年 4 月初诊。出现周期性下腹部痉挛性疼痛，月经量少 3 个月。患者于 2002 年 1 月行人流术，术后阴道少量出血 20 余日，伴小腹部隐隐作痛。自服益母草膏、花红片，配合抗生素静脉滴注治疗后，症状缓解。但术后第一次行经，月经量少、色紫黑，下腹部痉挛性疼痛，肛门坠胀、排便更甚。日服四制香附丸、延胡索片、金刚藤糖浆无效。本次月经来潮，点滴即无，色黑；下腹部疼痛剧烈，得热稍舒；肛门坠胀，排便更甚；大便稀溏，畏寒。舌质紫暗，舌边有瘀斑，脉紧涩。触及下腹部有压痛、反跳痛、拒按。妇科检查：子宫体大小正常，压痛明显。双侧附件有压痛，可扪及肿块，后穹窿有触痛。子宫探针插入宫颈内2cm处有阻力感。子宫腔镜检发现肌纤维黏连诊为宫腔黏连综合征。证属血瘀寒凝、冲任不畅。治以活血化瘀，温经散寒止痛。方用少腹逐瘀汤：小茴香6g，干姜10g，延胡索10g，川芎10g，赤芍10g，蒲黄10g，五灵脂10g，没药12g，当归15g，肉桂5g。3剂，水煎服。

　　药后腹痛缓解，诸症减轻。至下次月经来潮前仍守上方服药4剂，月经来潮，经色鲜红，量增加，但仍偏少。小腹坠胀疼痛未作。三诊于上方加熟地20g，党参15g，茯苓12g，白术10g，继服5剂，诸症消失，月经复常。随访1年，未见复发。

　　按：本例曾多次行人流手术，导致冲任虚损。本次手术正值寒冷之时，以致恶血留滞，血行受阻，不通则痛畏寒、腹痛剧烈、经血量少色黑、舌紫、脉紧涩，均为寒凝血瘀之象。用小茴香、干姜、肉桂温经散寒，当归、川芎、没药、延胡索、赤芍、蒲黄、五灵脂活血化瘀止痛。后期气血亏虚，故加熟地、党参、茯苓、白术补气养血，前后共进十余剂，终使瘀血消散，气血充盈，冲任调畅。[7]

第四节　乳腺病证

一、乳痛症

　　乳痛症是一种与月经周期休戚相关的痛性乳腺病，又称乳腺小叶增生症。多发生在30~40岁乳房发育正常的妇女，尤以未婚妇女，未曾生育或从未哺乳、哺乳较少者更易发生。此类患者月经多数不正常，周期短，不规则，经期短，经量少。此症的主要特点为周期性乳房胀痛，一般于经前1周开始出现乳房饱满、肿胀与疼痛，月经来潮后骤然锐减或消失，随月经周期反复出现。在妊娠期、哺乳期或绝经后，乳痛大减或完全消失。乳痛轻者表现为钝痛、隐痛或串痛，重者出现针刺样痛或刀割样痛，甚至出现胸、颈、背、腋窝部或上肢痛。乳痛症患者的乳房大多发育正常，外形无特殊变化。疼痛发作时可摸到成片颗粒，或多个如绿豆大或黄豆大不平滑的结节，或弥漫性坚实增厚感。质地韧而不坚，周界不清，扪不到具体明确肿块。经期过后，"肿块"随疼痛一起销声匿迹，下次月经周期又同前发作。

对其病因，首先需追究到卵巢的功能失调或失控，其次，乳痛还与精神情绪以及环境变化有关，此外，乳痛症也与性生活有关。

乳痛症是指以疼痛为主要症状的乳腺增生性疾病，属于中医"乳癖"范畴。在治疗上，应在准确辨证的基础上，论证施治。

【临床研究】

韩氏用中药辨证治疗配合耳穴治疗周期性乳痛症36例。其中寒凝胞宫型有16例，方用少腹逐瘀汤加减：小茴香、干姜、延胡索、没药、川芎各3g，五灵脂、肉桂各6g，当归、蒲黄各9g。小腹冷痛甚者加艾叶6g，经血块多者加牛膝、莪术各9g。耳穴按压：用防敏胶布粘贴王不留行籽或萝卜籽，取双侧耳穴：肝、交感、内分泌、肾上腺、子宫。嘱患者每日按揉穴位3~5次，每次3~5分钟，局部酸胀灼热为止，5日换新贴。疗效标准（自拟）：痊愈：乳房疼痛消失未再复发。显效：乳房疼痛明显减轻，1周内未再复发。无效：乳房疼痛2周无明显缓解。治疗结果：疗程10日，用药2个疗程后观察，本证型第1疗程痊愈8例，显效2例，无效6例；第2疗程痊愈10例，显效4例，无效2例。[52]

【病案举例】

李某，女，17岁，高三学生。双乳房疼痛，牵及两侧胁肋，不能触碰2日。触诊未见具体结节；彩超报告：乳腺小叶增生。述平素贪冷饮，喜凉食，秋冬着衣少，有痛经史半年，每来经血色暗夹血块。近几月高考临近，经前痛经加重且出现乳房疼痛，自服红糖水、止痛片无效。舌暗红、舌下静脉青紫、苔白，脉细涩。辨证属寒凝胞宫。方选少腹逐瘀汤加减，5剂水煎服；同时耳穴选双侧肝、交感、内分泌、子宫。5日后述乳房及小腹疼痛明显减轻；坚持2疗程后，经前诸症消失。嘱平时口服乌鸡白凤丸，同时调畅情志，忌寒凉饮食。2月后，特来告知未再复发。[52]

第五节　妇产科杂病

一、不孕症

婚后有正常性生活，未避孕，同居2年而未能受孕者称为不孕症。根据不孕的原因可分为相对不孕：指夫妇一方因某种因素阻碍受孕或使生育能力降低，导致暂时性不孕，如该因素得到纠正，仍有受孕可能；绝对不孕：指夫妇一方有先天或后天解剖生理方面的缺陷，无法纠正而不能受孕。

女性不孕的原因，可概括为两大类：一为先天性生理缺陷，二为后天性病理变化。二者均可造成女性生殖器官本身的器质性病变或内分泌功能障碍而造成不孕。常见的原因有外阴异常、阴道异常、宫颈异常、子宫异常、输卵管异常、卵巢异常、盆腔异常、腹膜异常、内分泌异常、精神神经异常及免疫因素等。

其中输卵管阻塞是引起女性不孕的重要原因。输卵管阻塞多因急性、慢性输卵管炎，或慢性盆腔炎、输卵管结核，或盆腔手术后附件黏连，或子宫内膜异位症等所引起。临床上主要表现为下腹部隐痛，腰痛或月经异常，但大部分除了不孕外无其他任何症状，部分输卵管伞端积水的患者有慢性腹痛的表现。

卵巢功能低下作为另一个引起不孕症的重要原因，是由于卵巢自身的功能障碍造成的卵泡发育不良。早期功能可以没有异常，随着时间的推移功能逐渐减退，最后发展为卵巢功能衰竭，出现排卵期不排卵或延期排卵。

中医学认为不孕症多为先天不足，肾虚血瘀，或经期、人流术后感受外邪，与血相搏成瘀，瘀滞胞宫胞脉，迁延日久造成输卵管炎症阻塞，造成不孕。在治疗上多在辨证施治的基础上，合理选用益肾活血、化湿化痰等治法。

输卵管阻塞属中医学积聚范畴。《难经·五十五难》说："积者，故五脏所生；聚者，六腑所生也。积者阴气也，其始发作有常处。其痛不离其部，上下有所终始，左右有所穷处；聚者，阳气也，有所发无根本，上下无所留止，其痛无常处，谓之聚。故以是别知积聚也。"本病多因气血不足，或因手术、月经过后，胞脉空虚，感受湿热客于胞中，阻滞经络；或因情志不遂，肝气郁结，或因肥胖之体，痰湿内生，均可致气机不畅，湿热内蕴，气滞血瘀，阻塞不通。

【临床应用】

1. 宋氏运用少腹逐瘀汤治疗 100 例不孕症患者，年龄 25～45 岁；病程 6 个月～5 年；有人流史 38 例，有异位妊娠病史 9 例，原发性不孕者 15 例，有盆腔炎史的 71 例。疗效标准依据《临床疾病诊断依据治愈好转标准》而拟定。①原发性或继发性不孕 2 年以上，经超声检查排除生殖器畸形、肿瘤，生殖内分泌检测排除排卵障碍，排除子宫因素、阴道因素、男性因素、免疫因素等原因所致不孕。②妇科检查示单侧或双侧附件增厚，或有轻压痛。③子宫输卵管造影显示单侧或双侧输卵管不通或通而不畅。④临床多见下腹部坠胀，疼痛及腰骶部酸痛。常在劳累、性交后及月经前后加剧。

月经期静脉滴注青霉素注射液800万IU（加入250ml生理盐水中），甲硝唑注射液250ml，每日1次，9~14日为1个疗程，每月1次。理疗采用腹部微波治疗仪，月经后5日进行理疗7~10日。月经后3~7日，给予宫腔输卵管注药治疗，采用生理盐水20ml、庆大霉素8万IU、地塞米松10mg α-糜蛋白酶8000IU，阿托品0.5mg。在上述治疗的同时加用少腹逐瘀汤，药物组成：小茴香6g，干姜6g，生蒲黄（布包）10g，五灵脂10g，延胡索10g，没药6g，酒当归15g，川芎15g，赤芍6g，肉桂6g，穿山甲（应使用相应替代品）10g。加减：下焦湿热，低热起伏者，去干姜、肉桂，加败酱草、马齿苋、生薏苡仁、鱼腥草、蒲公英、柴胡；寒凝气滞，少腹坠胀冷痛，经血量少，带下清稀量多者，加艾叶、香附、乌药、吴茱萸、木香；气滞血瘀，少腹坠痛如针刺或长期隐痛，痛处不移，月经紫黑有块者，加水蛭、三棱、莪术、牡蛎、桃仁、红花、青皮、香附，穿山甲（应使用相应替代品）用量可加大；肾阳虚者，加鹿角胶、制附子、淫羊藿、菟丝子、巴戟天；肾阴虚者，加生地黄、牡丹皮、山萸肉、枸杞子、姜黄、墨旱莲、女贞子；输卵管积水者，加益母草、王不留行；腹胀甚者，加荔枝核、制香附；输卵管炎症者，加金银花、蒲公英、败酱草、土茯苓、黄芩；偏虚者，加党参、白术、黄芪。每日1剂，水煎服，每日2次，每次200ml，经期停用。3个月为1个疗程，一般1~8个疗程。药渣用布包好，外敷于关元穴上，至凉为止。治愈68例，好转27例，无效5例，总有效率占95%。[53]

2. 孙氏应用少腹逐瘀汤治疗76例不孕症患者，结婚2年以上（男方检查正常）；年龄23~40岁，平均30.6岁；病程2~3年者28例，4~5年者22例，6~7年18例，7年以上8例；其中原发性不孕52例，继发性不孕24例。所有患者均经输卵管造影或通液证实为输卵管阻塞（单侧或双侧）或通而不畅。治疗方法中药内服：予少腹逐瘀汤加减。组方：小茴香、肉桂、干姜、当归各6g，赤芍、川芎、炒蒲黄、灵脂、延胡索各15g。月经干净后开始服药，每日1剂，水煎分2次温服，连服6~10剂停药。如不孕下次经后续服，并根据患者的临床症状，加减用药如下：证偏寒者加细辛、吴茱萸各3g；证偏热者原方去干姜、肉桂、小茴香，加丹皮、败酱草各15g，白术9g；证偏实者加三棱、莪术各10g；证属肝郁血瘀者加川楝子15g，乌药10g；证属寒凝血瘀者加香附10g，紫石英30g；证属气滞血瘀者加郁金18g，炮穿山甲（应使用相应替代品）15g，路路通10g。

输卵管通液术：常规消毒外阴、阴道及宫颈。将Foley氏管插入宫腔，从气囊口注入空气 2ml，使气囊充盈压迫宫颈内口，将由 α−糜蛋白酶 5mg、地塞米松 5mg、庆大霉素 8 万 IU、2％普鲁卡因 2ml、碳酸氢钠 10ml、生理盐水 10～20ml 组成的混合液从导管口缓缓注入宫腔，并给予一定压力，行子宫腔灌注 15 分钟。于月经干净后 3 日，基础体温上升前应用，隔日 1 次，灌注最少 3 次，最多 16 次。必要时可给予适当抗生素口服以防治感染。以上中药内服与输卵管通液术结合应用，1 个月为 1 个疗程，治疗 1～6 个月。疗效标准：治愈：输卵管试验通畅（包括妊娠和再通）；有效：输卵不定期造影显示阻塞较前明显缓解，或通液注药量、推注阻力及患者自我感觉较前明显好转；无效：输卵管通畅试验与治疗前相比无明显改善。治疗结果：76 例患者治愈 50 例（已分娩 28 例，妊娠 22 例），治愈率为 65.8％；有效 20 例，有效率为 26.3％；无效 6 例（2 例多囊卵巢，4 例流产），总有效率为 92.1％。48 例服药 1～2 个疗程受孕，受孕时间最短者 1 个月，最长者 6 个月，平均受孕时间 3.2 个月，且未发生异位妊娠现象。[54]

3. 臧氏以少腹逐瘀汤为主加减辨证治疗女性不孕 64 症。药用小茴香 15g，干姜 15g，延胡索 15g，五灵脂 15g，没药 15g，川芎 15g，当归 15g，蒲黄 15g，肉桂 15g，赤芍 15g。宫寒重多年不孕加紫石英 15～30g，寒盛瘀血重加益母草 15g，沉香 10g，三棱 10g，莪术 10g。以上药水煎服，每日 1 剂，分 2 次口服，经期第 1 天服用，连服 6 天，3 个月为 1 疗程。服药期间停用一切西药，忌辛辣生冷。疗效标准：痊愈：妊娠。有效：月经周期正常，血量中等，无血块，无腹痛，基础体温双相。无效：月经周期不规律，基础体温无改变。治疗结果：经过治疗，妊娠 3 例，占 54.7％，有效 23 例，占 35.9％，无效 6 例，占 9.4％，总有效率为 90.6％。[55]

4. 刘氏用本方加减治疗不孕症 85 例。处方：小茴香 15g，干姜 3g，延胡索 3g，当归 9g，川芎 5g，肉桂 3g，赤芍药 6g，蒲黄 9g，五灵脂 6g，没药 5g。肾阳虚加制附子 6g，巴戟天 12g，淫羊藿 15g，菟丝子 12g，仙茅 10g；肾阴虚加生地黄 15g，牡丹皮 10g，山茱萸 10g，枸杞子 15g，黄精 12g，墨旱莲 12g，女贞子 15g；宫寒加紫石英 30g，艾叶 10g，乌药 10g；肝郁加柴胡 10g，白芍药 10g，香附 10g；腰痛加川续断 12g，桑寄生 15g，杜仲 10g；血瘀加水蛭 6g，穿山甲（应使用相应替代品）10g，三棱 10g，莪术 10g，桃仁 10g，红花 10g；输卵管炎症加金银花 20g，蒲公英 20g，土茯苓 30g，败酱草 30g；输卵管不通加穿山甲（应使用相应替代品）10g，王不留行 15g，路路通 15g；子宫发育不良加紫河车 10g，紫石英 30g，党参 15g，黄芪 15g，菟丝子 10g，淫羊藿

15g, 枸杞子 15g; 排卵功能障碍加山茱萸 10g, 枸杞子 15g, 淫羊藿 15g。每日 1 剂, 水煎分 2 次口服。一般经前服用 5 剂, 月经来潮第 1、2、3 日连服 3 剂。疗效标准: 参照《中医病症诊疗标准与方剂选用》确定疗效标准。治愈: 2 年内怀孕; 好转: 虽未受孕, 但与本病有关的症状、体征及实验室检查有改善; 未愈: 症状、体征及实验室检查均无改善。结果: 本组 85 例治愈 59 例, 占 69.4%; 好转 19 例, 占 22.4%; 未愈 7 例, 占 8.2%。总有效率 91.8%。[62]

5. 郭氏用本方化裁并配合输卵管通液治疗不孕症 40 例。处方: 主方用少腹逐瘀汤化裁: 小茴香 6g, 干姜 9g, 延胡索 9g, 当归 9g, 川芎 9g, 肉桂 6g, 赤芍 12g, 蒲黄 (包煎) 9g, 五灵脂 9g, 没药 9g, 丹参 18g。于每次月经来时, 水煎温服, 每天 1 剂, 连服 7 剂后停药, 下次月经复来, 仍连服 7 剂。至少服 3 个周期。加减化裁法: 如经来少腹冷痛, 月经错后量少属虚寒及寒湿凝滞者重用干姜、茴香、肉桂、加附片 (开水先煎) 9g, 苍术 9g, 茯苓 12g; 经来少腹剧痛, 有血块或腐片样物属血瘀者, 加桃仁 12g, 红花 9g, 益母草 30g; 经后少腹绵绵作痛、月经后期, 面色苍白属血虚者, 加黄芪 30g, 熟地黄 24g, 阿胶 (烊化) 12g; 月经量多色红质稠, 心烦口干尿黄者去小茴香、干姜、肉桂、加生地黄 24g, 黄柏 9g, 丹皮 12g, 地骨皮 12g; 经来少腹发胀、胸胁乳房胀痛属气滞者加香附 12g, 乌药 12g; 宫颈炎或附件炎症者加金银花 12g, 蒲公英 15g, 川楝子 9g, 车前子 (包煎) 12g。疗效判定标准: 用药 3 个周期后, 凡在半年至 1 年内怀孕者为有效, 未孕即为无效。治疗效果, 40 例中经治 1 个月后怀孕者 8 例, 治疗 2 个月后怀孕者 10 例, 治疗 3 个月后怀孕者 9 例, 治疗 4 ~ 6 个月者怀孕 9 例, 无效 4 例。[57]

6. 檀氏用本方加减治疗不孕症 41 例。41 例均为婚后夫妇同居 2 年以上, 最长者达 9 年, 未采取任何避孕措施, 且排除男方功能异常者, 其中原发性不孕症 34 例, 继发性不孕症 7 例; 年龄: 25 ~ 30 岁 28 例, 31 ~ 40 岁 13 例; 婚龄: 2 ~ 5 年者 26 例, 6 ~ 9 年者 15 例; 月经周期正常者 11 例; 月经先期者 12 例, 月经后期者 14 例, 前后不定期者 4 例。处方: 以少腹逐瘀汤为基础, 气虚者加生白术、太子参; 血虚者加熟地、丹参; 虚寒甚者加淡附片、细辛; 阴虚甚者加玄参、阿胶。治疗效果: 以本方加减治疗后怀孕生子者 30 例, 占 73%。其中服药时间最短者 3 个月, 最长者 1 年余。[58]

7. 关氏用本方治疗不孕症 12 例。12 例不孕患者, 年龄最大 36 岁, 最小 25 岁; 婚后同居 10 年以上未受孕者 2 例, 6 ~ 10 年未受孕者 5 例, 4 ~ 6 年未受孕者 2 例, 3 ~ 4 年未受孕者 3 例。少腹逐瘀汤药物组成:

小茴香 7 粒，干姜 2g，延胡索 5g，没药 5g，当归 15g，川芎 5g，肉桂 5g，赤芍 10g，蒲黄 15g，炒五灵脂 10g。每次月经来潮后第 6 日开始服药，每日 1 剂，水煎服，早、晚空腹服用，共服 7 剂，为 1 个疗程，服药期间忌房事。治疗结果：12 例不孕症患者除 1 例因男方经常出差没受孕外，余均获满意效果，总有效率 92%。服用 1 个疗程即受孕者 2 例，服用 2 个疗程即受孕者 4 例，服用 2 个疗程以上受孕者 5 例。[59]

8. 刘氏应用少腹逐瘀汤治疗 36 例因卵巢功能低下所致女性不孕症患者。主症：月经停止数月或数年，腰背酸痛，形寒肢冷，小腹冷痛，喜温喜按，舌质淡有瘀点，苔薄白或薄腻，脉沉迟。治宜温经散寒，活血化瘀为主，方用少腹逐瘀汤加减。若月经停止大于 1 年可加水蛭、地龙；胁肋满闷加三棱、莪术、鸡血藤。服中药时停服西药，1 个月为 1 个疗程，4~6 个疗程为限。

疗效判定标准：治愈：临床症状消失，月经周期正常，连续 3 个月测基础体温均为双相，阴道涂片或宫颈黏液检查证实有排卵。显效：临床症状基本消失，月经周期基本正常；3 个月测试基础体温有 2 个月呈双相，阴道涂片或宫颈黏液检查有排卵。有效：临床症状部分消失，月经周期 3 个月中有 1 个月正常，测试基础体温 3 个月有 1 个月呈双相。无效：服药半年以上，临床症状及各项检查均无变化。结果治愈 22 例，显效 8 例，有效 4 例，无效 2 例，总有效率 94.44%。[60]

【病案举例】

1. 患者，女，31 岁。结婚 3 年来未采取避孕措施而不孕。月经稀少，每年以肌内注射黄体酮针人工诱发月经 3~4 次。2006 年 6 月来我院门诊诊治。症见舌质淡红，苔薄白，脉弦、尺弱。给予少腹逐瘀汤 6 剂，月经干净后开始服用，每日 1 剂，连服 3 个月；输卵管通液 12 次。于 2006 年 10 月 8 日闭经而妊娠，2007 年足月顺产一女婴。[68]

2. 李某某，女，26 岁，农民，住武功县代家乡邵寨村。1996 年 3 月 16 日经人介绍前来就诊。婚后三年未孕。月经后期，40~50 日一行，畏寒，四肢不温，腰膝酸软，本次月经 2 月 6 日来潮，经来量少，色暗，伴少腹冷痛。妇科检查：子宫前位，但较正常者稍小，右侧附件增厚有压痛（+）。自述曾在某医院进行穴位注射，并服中药汤剂和中成药未获效。爱人精液检查属正常。查：舌淡红，苔白边有瘀血，脉沉缓，尺弱。据症分析，当属肝肾亏虚，寒温凝滞，气血郁阻。治以补益肝肾，温阳散寒，活血化瘀，方取少腹逐瘀汤化裁：小茴香 9g，干姜 9g，延胡索 9g，五灵脂 12g，制没药 9g，川芎 9g，当归 15g，蒲黄（包煎）9g，肉桂 9g，赤芍 9g，丹参 15g，桑寄生 12g，巴戟天 15g，制附片（开水先煎）12g，苍术12g。水煎服，每日1剂，连服7天。3月24日来诊，自述服药后第三天月经来潮，量较以往多，色红，少腹冷痛明显减轻，现月经尚干净，中药已服完，拟上方去苍术、干姜，加淫羊藿15g，菟丝子15g，继服3剂，嘱待月经干净后第3～5天内行输卵管通液治疗。3月2日，行输卵管通液，属欠畅型，经加压后坚持注药完毕。5月25日夏收前来述。近感身体不舒，身困乏力，轻度恶心、干呕，经查小便妊娠试验阳性，已怀孕2个月。[57]

3. 李某某，女，27岁，工人。结婚3年未孕，近1年来经量多，色暗有块，经前腹痛，腰酸腿痛。妇科检查，除发现宫颈轻度糜烂及子宫发育不良外，未见器质性病变，察舌苔薄白，舌质暗淡，有瘀斑，脉象弦细。证属胞宫虚寒，瘀血内阻，虚实兼夹。拟活血化瘀，温经种子，宗少腹逐瘀汤加减：当归15g，川芎10g，丹参20g，红花10g，肉桂6g，怀牛膝12g，五灵脂10g，炒蒲黄10g，益母草12g，泽兰10g，枳壳6g，茯苓12g，枸杞子12g，甘草6g。服药20剂后，诸症消失，服至30剂后，即怀孕，如期生一男孩。[61]

4. 王某，女，25岁，于1989年11月14日初诊。患者结婚3年同居不孕，丈夫精液常规检查正常。本人15岁月经初潮、一般经期后推5～7日，经色暗红、量少，有血块，且伴经前经期小腹疼痛。妇科检查提示外阴、阴道正常。宫颈光滑，宫体前倾，较正常幼小。双侧附件正常。因其丈夫抱子心切，故来本科邀余治疗，观其形体较瘦，面色白而无华，唇淡。自诉不思饮食，经常胸闷、喜叹息，伴头晕、疲乏、睡眠不佳，二便正常，舌淡胖、质地较暗，舌边、尖布满瘀点，脉来细弱无力。诊断：①不孕症；②痛经。辨证：气滞血瘀兼气血亏虚。治法：疏气活血，佐补养气血之品。方药：少腹逐瘀汤加味。小茴香6g，干姜6g，延胡索10g，五灵脂10g，没药10g，川芎15g，蒲黄（包）9g，肉桂6g，赤芍10g，当归9g，白术15g，熟地黄12g，水煎服，1日1剂，嘱其服用至下次月经来后停药。

1989年12月19日二诊，自诉此次来月经较上月提前7日，且经前、经期均未出现腹痛，月经血块较前明显减少，仍疲乏，睡眠少，纳食差。前方去熟地黄，加泽兰15g，益母草24g，酸枣仁15g，神曲10g，1日1剂，继服。

1990年1月15日三诊，自诉近阶段症状均较前好转，来月经时已无血块，余无异常。诊其舌淡，边、尖瘀点已即剩无几，脉细弱，处方：小茴香6g，干姜6g，延胡索9g，五灵脂9g，当归10g，蒲黄9g，赤芍12g，太子参15g，生地12g，白术15g，枸杞子10g，益母草24g。

此后，按此方每月经净后服 5 剂，月事正常，于 1992 年 3 月 4 日产 1 女婴，全家人欣喜异常。[57]

5. 某女，23 岁，农民，因随男友去福建打工，早孕 45 日后于 2001 年 7 月初做药物流产，1 周后清宫，此后下腹部疼痛持续发作半年余，月经量少，一般 3 日月经干净，月经周期正常。曾到福建多家医院诊断为双侧附件炎并输卵管阻塞。年前返回家乡后，到邻县医院做输卵管通水术后，患者少腹部疼痛较剧，卧床不起。来余处诊时，症见下腹疼痛，以左少腹为甚、拒按，面色苍白，神疲乏力，纳少，舌质淡红、苔薄少，脉弦。投少腹逐瘀汤加味 4 剂：延胡索 10g，小茴香 10g，干姜 10g，当归 10g，黄芪 40g，五灵脂 12g，生蒲黄 10g，赤芍 10g，没药 10g，白术 10g，同时合用 0.2% 氧氟沙星 100ml，0.2% 甲硝唑 100 ml，早晚各 1 次，静滴。服完 4 剂后，患者感腹痛基本消失，只偶在午后腹痛。再服上药加鱼腥草 20g、木通 12g。24 剂后，患者月经来潮，继服 2 剂后停药 3 日，经净。患者于月经干净后第 2、5 日分别做输卵管通水术时，通水顺畅，无阻塞。[9]

二、黄褐斑

黄褐斑是一种常见的色素沉着性皮肤病。又称妊娠斑或蝴蝶斑，多见于育龄期妇女，是体内疾病在面部的一种外在表现，主要临床表现为鼻梁两侧、两颊或前额可见深褐色成片斑块，严重影响患者的外形美观。西医学认为本病常与消化道疾病、肝肾疾病、盆腔炎、内分泌失调、妊娠等因素有关，长期服用避孕药也可发生。一般青春期后发病率增加，女性尤为常见。

中医认为本病由七情内伤、肝郁气滞，或肾气不足，气血瘀阻，以致气机紊乱，气血失和，脏腑功能紊乱，面部失去气血荣润，浊气停留而成。在中医文献中多列入"面上杂病""面尘""鳌黑斑""肝斑"等病范畴。在治疗上多综合患者病情，辨证施治，合理使用疏肝解郁、调补气血的方法。

【病案举例】

魏某，女，32 岁，1999 年 6 月 23 日因月经 3 个月未行而就诊。患者平素容面丽质，白皙可人。半年前月事时因生气经量减少，少腹坠胀，之后行经滞后，量少色暗，乳房胀痛，继之闭而不来，额、面、颊及鼻侧蝶形灰褐色斑日渐加重，整日心烦易怒，郁闷不舒，嗳气时作，失眠多梦，少腹胀痛，大便不爽，舌暗红少苔，脉象弦涩。乃肝郁气滞，血瘀经闭。处方：川芎 9g，当归 12g，炮干姜 6g，前胡

12g，肉桂 3g，五灵脂 9g，川楝子 12g，柴胡 12g，白芍 18g，三棱 12g，桃仁 12g，半夏 9g，香附 9g，益母草 30g。水煎 2 次，分 2 次口服，每日 1 剂，连服 3 天。1 周后患者来诉，服药 2 天后月经即来潮。量色如常，诸症若失。9 月 4 日，患者面带春风带其单位 3 人来院，请余诊治面部褐斑，问及缘由，才知自上次服药调经后，其面部褐斑全消，面部白皙如初。

　　按：乙癸同源，肝木喜条达而恶抑郁，肾乃先天之本，藏真阴真阳，肾精失去肝之疏泄，或聚或停或瘀或结。经血不调，瘀而溢于肌肤而生褐斑。活血化瘀，温经通脉，肝脉条达，经血得泄而寻常道，故褐斑消失。[28]

三、性功能障碍

　　女性性功能障碍是指女性性欲缺失、性高潮障碍、性交痛和阴道痉挛。如今，全球约有数以万计女性，均面临不同程度性功能障碍问题。其致病因素有压力、情绪波动、社会文化、感情等因素。

　　中医认为，五脏中心、肝、脾、肾和性功能都有密切关系，治疗性功能障碍应从五脏论治，而五脏中又以肝肾为主。同时，结合调节情绪、缓解压力，积极治疗。

【病案举例】

　　钭某，女，30 岁。1998 年 3 月 7 日初诊。诉性淡漠 2 年多。患者 20 岁结婚，性功能正常，已育 2 胎，27 岁做输卵管结扎术后，对性生活逐渐淡漠，日益加重，以至全无兴趣，勉强过性生活也毫无快感，无高潮，阴道干燥，渗液极少。刻诊：月经 18 岁初潮，周期 30～36 日，色暗，多瘀块，量中；经行小腹痛，喜温。白带很少。面色青白，四肢不温，溲清便软。舌暗淡、苔白，脉沉。辨证属血寒血瘀。法当温经散寒，活血化瘀。方选少腹逐瘀汤加味。处方：当归、川芎、赤芍、红花、桃仁、五灵脂、生蒲黄各 10g，延胡索、没药、干姜各 5g，肉桂、小茴香各 3g。日 1 剂，水煎服，5 剂后性功能恢复正常，嘱续服 5 剂，以资巩固。

　　按：西医学认为，性兴奋最显著的局部生理变化是生殖器充血，阴道的液体分泌量高度依赖于阴道充血程度。本例术后致瘀，阴道盆腔血流不畅，微循环障碍，导致性欲丧失，投温经活血之剂，竟收桴鼓之效，是抓住了寒凝血瘀这一主要病机，方中加桃、红，旨在增强活血化瘀之功。现代药理研究表明：当归、川芎、红花、赤芍等活血化瘀药有改善盆腔血液流变学和微循环的作用，有利于生殖器充血。这是活血化瘀药物治疗性欲丧失的主要机制。西医学还认为：引起性欲丧失的原因很多，可能是因为性腺功能不足。方中当归、川芎、芍药含有较高的微量元素锌有改善性腺功能作用，此机制之二。当归能提高肾上腺皮质功能，延胡索所含的四氢掌叶防己碱能促进大鼠垂体分泌促肾上腺皮质激素，均有利于雄性激素的增加；而肾上腺皮质产生的雄性激素及肾上腺皮质激素均可用治性兴趣的抑制和性高潮能力的损害，因为女性性欲是由雄性激素支持的，此机制之三。上述可知，本方治疗性欲抑制有其药理基础。[62]

四、梦交

梦交是指女性在梦中与男子交合，是一种心理和生理的表现。若偶尔出现，并无大碍。因为已发育成熟的女性内分泌系统的一系列变化。性器官的成熟以及对异性的好奇心理可以诱发在梦中出现与异性的交合，这种现象可以看作是正常的生理现象。但若频繁地出现梦交，常伴有夜寐不实，精神恍惚，腹痛郁胀等症状，则是病理现象，需要治疗。西医对此的治疗措施不外以下几点：不看黄色书籍、录像；睡觉时内裤不要太紧；睡前应排尽尿液等等。

中医对此病有独到的见解，但在中医妇科学中对此虽有提及但讨论不详细。从中医辨证的角度认识此病，多为心脾肾气虚，但也有相火妄动及肝阳上亢的情况。多因摄养失宜，气血衰微；或为七情所伤，心血亏损，神明失养所致。

【病案举例】

刘某，女，28岁。1990年8月23日诊。妊娠4月因负重跌倒而流产。尔后经行时腹痛如绞，量少色黑，有血块，烦躁易怒，大便干燥，渴不忍饮。夜间与异性同床梦交，开始3~5日1次，继之夜夜如此，已3月有余。神疲乏力，精神恍惚，头昏耳鸣，食欲减退。查体：形体消瘦，少气懒言，面色晦暗，肌肤甲错。舌淡红边有瘀点，脉弦细微涩。此因跌仆流产瘀血内留，侵扰心神，神失其宅，则夜寐梦交也。治以活血化瘀，安神定志。投以少腹逐瘀汤加减：炒茴香、干姜、肉桂各9g，延胡索、没药、五灵脂、生蒲黄各12g，当归、川芎、桃仁、红花、赤芍各15g，首乌藤30g。服药3剂后，月经来潮，排出紫黑色血块甚多，疼痛明显减轻，梦交次数减少。药已对证，原方去桃仁、红花、五灵脂、生蒲黄，加熟地黄15g，珍珠母、龙骨各30g。继服5剂，梦交消失，唯感困倦无力。改用八珍汤调补气血，连服7剂痊愈。[63]

参考文献

[1] 葛华. 少腹逐瘀汤加减治疗原发性痛经52例. 2007, 27 (11): 28

[2] 张世平. 经期治疗血瘀痛经63例. 陕西中医, 2002, 23 (11): 974

[3] 夏陈伟. 少腹逐瘀汤治疗继发性痛经78例. 浙江中西医结合杂志, 2001, 11 (4): 243

[4] 张晓华, 方如丹. 少腹逐瘀汤配合针灸治疗痛经65例. 中医杂志, 2004, 45 (5): 366 – 367

[5] 李丽贤, 张靖. 少腹逐瘀汤加减治疗痛经体会. 中国民间疗法, 2007, 15 (4): 28 – 29

[6] 蒲继明, 张延玲. 加味少腹逐瘀汤配合点穴治疗原发性痛经68例. 陕西中医, 2007, 28 (11): 1482 – 1483

[7] 王凤芹. 少腹逐瘀汤妇科应用举隅. 湖北中医杂志, 2003, 25 (10): 38 – 40

[8] 张建成. 少腹逐瘀汤治疗月经过多146例的疗效观察. 西北人口, 2004, 3 (97): 63

[9] 闵振娥. 少腹逐瘀汤在妇科临床中应用3则. 实用中西医结合临床, 2002, 2 (2): 32

[10] 何克哲. 少腹逐瘀汤在妇科临床的应用. 临床医学, 1990, 10 (2): 90

[11] 张晶, 孙翠兰. 少腹逐瘀汤在妇科临床中的应用. 中国自然医学杂志, 2002, 4 (2): 109 – 112

[12] 杨新霞. 少腹逐瘀汤治疗崩漏56例. 陕西中医, 2000, 21 (5): 220

[13] 孙启温. 少腹逐瘀汤加味治愈经前哮喘病2例. 光明中医, 2006, 21 (1): 46

[14] 田中峰. 少腹逐瘀汤治疗经期口唇瘀肿二例. 新中医

[15] 陈魁. 活血化瘀法治愈滑胎1例报告. 甘肃中医, 2007, 20 (3): 27

[16] 候臻, 马延河. 少腹逐瘀汤治疗习惯性流产1例. 广西中医药, 2001, 2 (2): 42

[17] 水正, 陈华英, 柴阿园. 少腹逐瘀汤治疗先兆流产68例观察. 吉林中医药, 2003, 23 (4): 20

[18] 贾曦, 冉静, 左蔷, 等. 少腹逐瘀汤临床应用举隅. 辽宁中医学院学报, 2005, 7 (5): 458

[19] 高扬. 中药二联法治疗宫外孕30例. 湖南中医杂志, 2000, 16 (1): 42

[20] 胡卫玉. 少腹逐瘀汤合米非司酮治疗子宫肌壁间妊娠1例. 湖北中医杂志, 1999, 21 (3)

[21] 张厚坤. 少腹逐瘀汤治愈产后子痫. 四川中医, 1985 (5): 21

[22] 沈津湛, 龚云. 少腹逐瘀汤临床新用. 吉林中医药, 1999, (5): 50

[23] 郑秋英. 少腹逐瘀汤治疗药流后子宫出血52例. 福建中医药, 2001, 32

（3）：36

[24] 靳三元．少腹逐瘀汤临床新用．中医研究，1997，4（10）：54－55

[25] 刘荣香，万宝泉．中西医结合治疗子宫附件炎96例．河南中医，2006，26（7）：57－58

[26] 张晔．加减少腹逐瘀汤治疗卵巢囊肿102例．新疆中医药，2000，18（2）：15－16

[27] 李裕．少腹逐瘀汤治疗卵巢囊肿．云南中医学院学报，2000，23（1）：55

[28] 张志民，孙莉生，席晓爱．少腹逐瘀汤治疗妇科病举隅．中国民间疗法，2005，13（3）：7－8

[29] 周容华．少腹逐瘀汤加减治疗子宫肌瘤14例．北京中医杂志，1987，（5）：34

[30] 勇华，吕家山．少腹逐瘀汤加味治疗早期子宫肌瘤26例．陕西中医，2001，22（6）：360

[31] 夏宝林，刘莉．少腹逐瘀汤加味治疗子宫肌瘤．中国民间疗法，2002，10（7）：48

[32] 古青春．少腹逐瘀汤合大黄䗪虫丸加减治疗子宫肌瘤89例疗效观察．中国社区医师，2007，23（340）：51

[33] 种丽群．少腹逐瘀汤为主治疗子宫内膜异位症56例．陕西中医，2006，27（6）：674－675

[34] 徐拥军，嵇仲三．少腹逐瘀汤治疗子宫内膜异位症50例．浙江中医学院学报，2004，28（5）：36

[35] 周爱智．中西医结合治疗子宫内膜异位症38例．中医药临床杂志，2007，19（6）：571

[36] 张军丽．中西医结合治疗子宫内膜异位症疗效观察．现代中西医结合杂志，2007，16（25）：3659

[37] 谭薇．少腹逐瘀汤妇科应用举隅．湖北中医杂志，2000，22（6）：37

[38] 陈芳．少腹逐瘀汤加味治疗卵巢巧克力囊肿47例．吉林中医药，1994，（2）：28

[39] 顾洪丽．少腹逐瘀汤治疗卵巢巧克力囊肿病案举隅．中医药导报，2008，14（5）：85

[40] 涂象毅．涂守一治疗卵巢囊肿验案举隅．上海中医药杂志，1999，（8）：28－29

[41] 吴春霞，梁若笛．少腹逐瘀汤治疗子宫内膜增殖症76例．浙江中医药大学学报，2006，30（5）：500

[42] 李亚平．少腹逐瘀汤灌肠治疗子宫腺肌症32例．中医杂志，2003，44（1）：49

[43] 柳鑫生，赵祖昌．少腹逐瘀汤临床举隅．江西中医药，2005，（11）：58

[44] 崔成仲．加味少腹逐瘀汤治疗子宫附件囊肿体会．实用中医药杂志，2008，

24（3）：186

［45］吴难．少腹逐瘀汤治疗慢性盆腔炎 21 例．南京中医药大学学报 1997, 13
（1）：49－50

［46］周奕．少腹逐瘀汤治验．河北中医：22

［47］许慧红．少腹逐瘀汤治疗子宫异常出血 41 例疗效观察．实用医学杂志,
2001, 17（5）：467

［48］崔金英．少腹逐瘀汤加减灌肠治疗盆腔淤血综合征 30 例．中国民康医学,
2008, 20（14）

［49］徐桂凤, 冯雪梅．少腹逐瘀汤加减治疗盆腔瘀血综合征 97 例．中国中医急
症, 2004, 13（11）：778－779

［50］何志华．少腹逐瘀汤加味治疗盆腔瘀血综合征 34 例．实用中医药杂志,
2007, 23（5）：298－299

［51］蒋庚太．少腹逐瘀汤合胶艾汤妇科应用举隅．吉林中医药, 1997（4）：20

［52］韩蓉．中药辨证治疗配合耳穴治疗周期性乳痛症 36 例．陕西中医, 2008, 29
（7）：802

［53］宋玲利, 朱聪．少腹逐瘀汤加减治疗输卵管炎性阻塞性不孕症 100 例．中医
研究, 2007, 20（10）：49－50

［54］孙杰．少腹逐瘀汤治疗输卵管阻塞性不孕症 76 例．陕西中医, 2008, 29
（7）：773－774

［55］臧金霞．少腹逐瘀汤加减治疗女性不孕症 64 例．中国民族民间医药杂志,
2007：89

［56］刘宗明．少腹逐瘀汤加减治疗不孕症 85 例．河北中医, 2007, 29（1）：75

［57］郭玉刚, 代雅池．少腹逐瘀汤化裁治疗不孕症 40 例临床体会．陕西中医学院
学报, 2001, 24（6）：21－22

［58］檀虎亮, 徐云英．少腹逐瘀汤治疗不孕症 41 例．北京中医药大学学报,
2001, 24（1）：76

［59］关桂霞, 孙耀东, 叶豆丹, 等．少腹逐瘀汤治疗不孕症 12 例．吉林中医药,
2003, 23（11）：31

［60］刘春霞．辨证治疗卵巢功能低下所致女性不孕的临床观察．吉林中医药,
2007, 27（5）：29－30

［61］张志华．少腹逐瘀汤治疗不孕症．四川中医, 1985,（5）：18

［62］丁禹占, 夏耀全, 李美莺．少腹逐瘀汤治疗女性性功能障碍举隅．陕西中医,
2002, 23（5）：458

［63］彭政权, 关启文．少腹逐瘀汤疗梦交．四川中医, 1991,（8）：36

第六章

儿 科 病 证

一、小儿神经性尿频

神经性尿频症指非感染性尿频尿急，是儿科一个独立的疾病，患儿年龄一般在 2～11 岁，多发生在学龄前儿童；其发病特点为尿频，每 2～10 分钟 1 次，患儿尿急，一要小便就不能忍耐片刻，较小患儿经常为此尿湿裤子，可继发尿路感染或阴部湿疹。其实，神经性尿频症患儿并没有器质性的病变。诱发本病的主要原因：一方面是小儿大脑皮层发育尚不够完善，对脊髓初级排尿中枢的抑制功能较差，容易受外界不良刺激的影响而出现障碍，另一方面是孩子生活中有一些引起精神紧张、对精神状态造成不良刺激的因素。

本病属中医"淋证"范畴，其病位在膀胱，病机是气虚下陷，气化失司。《素问·灵兰秘典论》云："膀胱者，州都之官，津液藏焉，气化则能出矣。"膀胱气化失司，则水道不利，小便频急，淋漓不尽。而脾为气血化生之源，脾气健运，气血生化有源，膀胱气化功能才得以正常发挥，脾虚则气虚下陷，以致固摄乏权，约束无力，小便频数而量少。观察临床所见，神经性尿频患儿，多伴的神疲乏力，少气懒言，纳差，便溏等脾虚气弱的症状，甚至因气虚血亏，血不养心，出现心神恍惚，注意力不能集中。这是因为，小儿脏腑娇嫩，而发育迅速，对水谷精气的需求比成人更为迫切，以致"脾常不足"。故治疗小儿神经性尿频，围绕脾虚气陷，采用益气升阳为主，补气摄水，同时辨证施治，多可取得较满意的疗效。

【临床应用】

王氏用本方内服外敷治疗小儿神经性尿频症 32 例。治疗方法：内服：采用少腹逐瘀汤治疗，药物组成：炒小茴香 2g，炒干姜 3g，延胡索 3g，川芎 3g，肉桂 3g，当归 6g，蒲黄 6g，赤芍 10g，炒五灵脂 3g，鹿角霜 6g，每日 1 剂，水煎 100ml，分 3 次服，6 天为 1 疗程。外敷：将上方研成细粉加葱白 6 颗打碎，用醋调糊，用丝绸布包敷于脐下丹田穴，每晚 1 次，连用 6 天，无过敏情况可用第 2 疗程。疗效标准：痊愈：临床症状消失，每日小便次数减少到 5～8 次。有效：临床症状明显改善，每日小便次数减少到 10～13 次；或每日小便次数减少到原有的一半。无效：临床症状未见明显改善。治疗结果：经上述方法治疗 1 个疗程后，痊愈 2 例，有效 4 例，无效 2 例，总有效率 93.75%。[1]

二、小儿频发性肠痉挛

肠痉挛是较常见的小儿腹痛疾病，多因副交感神经兴奋或肠壁缺血，而引起一过性肠壁肌肉痉挛，而后导致肠强烈蠕动及蠕动紊乱而阵发腹痛。

小儿肠痉挛属于中医学"腹痛"范畴。小儿脾胃薄弱，经脉未盛，易为内外因素所干扰。由于小儿饮食结构和生活习惯的变化，因过食生冷或形体受寒，凡腹内脏腑经脉受寒邪侵袭，或肠胃为乳食所伤，中阳不振，脉络瘀滞等均可引起气机壅阻，经脉失调，凝滞不通而腹痛。目前小儿肠痉挛的病因病机主要为寒凝气滞，总治则为温中散寒，理气止痛。辨证施治，合理选用理气散寒、活血祛瘀等法，积极治疗。

【临床应用】

杜氏用本方治疗小儿频发性肠痉挛 21 例。治疗方法：少腹逐瘀汤加味，如寒湿偏重选加高良姜、吴茱萸、苍术；兼气虚选加党参、白术、黄芪；兼食滞选加焦山楂、神曲、莱菔子；兼便秘选加生大黄、枳实、厚朴；兼呕吐加旋覆花、姜半夏、陈皮。治疗结果：本组 21 例经用上法治疗，最少服 3 剂，最多服 15 剂，其中 18 例随访观察 1 年腹痛未再发，3 例发作次数减少，疼痛明显减轻。[2]

【病案举例】

谢某，男 6 岁，1984 年 5 月初诊。患儿稍受寒或饮食不当，即暴作腹痛阵阵，反复经年，疼痛短则数小时，长则 3 天，曾有 2 次因痛剧而昏厥，曾在本市人民医院就诊，确诊为"肠痉挛"，用颠茄合剂、阿托品、氯丙嗪等西药及腹部热敷能够缓解，但不能固其根本。本次复作转中医治疗。刻诊：腹痛较剧，面白肢冷，口干而不欲饮水，小便清长，舌质淡，苔薄白微腻，脉弦紧。此系寒凝血滞之腹痛，口干乃因脉络瘀阻，气津不能输布之故。治拟活血通络，温经止痛，少腹逐瘀汤加味：炒小茴香 5 粒，炒干姜 6g，延胡索 3g，没药 6g，当归 9g，川芎 6g，肉桂 3g，赤芍 6g，生蒲黄 9g，五灵脂 6g，乌头（久煎）6g，细辛 1.5g，陈皮 6g。上方服 2 剂而愈，随访 1 年未复发。[2]

参考文献

[1] 王亦专．少腹逐瘀汤内服外敷治疗小儿神经性尿频症 32 例．中国中医药科技，2008，15（2）：114

[2] 杜玉琳，马伟明．少腹逐瘀汤治疗小儿频发性肠痉挛．浙江中医学院学报，1993，17（6）：23

第七章

男 科 病 证

一、慢性前列腺炎

慢性前列腺炎作为男性科常见病、多发病，可发生于以青壮年为主的多个年龄段。由于前列腺的特殊解剖结构，大多数药物不能渗透到前列腺组织内，从而易于造成疾病迁延难愈，成为治疗较棘手的疾病之一。

慢性前列腺炎的症状表现多样，且症状与炎症轻重多不成正比，有些患者前列腺液中含有大量脓细胞却无症状，而有部分患者前列腺液检查正常或接近正常，但表现的临床症状却很重，常见症状有排尿不适、会阴和肛门部不适甚至向小腹、大腿、直肠等处放射等。

慢性前列腺炎属于中医"精浊""劳淋""白淫"范畴。《内科心典》一书中说："浊者，白黏如精状，从茎中流出，不痛不涩，沾下衣有迹者是也。"清·何梦瑶《医碥·赤白浊》即有"窍端时常牵丝带腻、如脓如胨"的论述。其主要病因有以下几条：①外感毒热之邪，留恋不去，或性事不洁，湿热留于精室，精浊混淆，精离其位；②相火旺盛，因所愿不遂或忍精不泄，肾火郁而不散，离位之精化为白浊；③房事过度，以竭其精，精室空虚，湿热乘机袭入精室，精被所逼，不能静藏。

治疗多以清化湿热、祛瘀生新为主，辅以益气温阳等治疗方法。

【临床应用】

崔氏应用少腹逐瘀汤治疗慢性前列腺炎患者 90 例，疗效显著。90 例门诊患者，随机分为两组。治疗组 60 例，年龄 24～52 岁，平均年龄 34.5 岁；病程最短 6 个月，最长 9 年，平均 3.2 年。对照组 30 例，年龄 22～50 岁，平均年龄 32.8 岁；病程最短 6 个月，最长 7 年，平均 2.9 年。两组病例在年龄、病程等方面经统计学检验无显著差异（$P >$ 0.05），有可比性。

诊断参照《中医病证诊断疗效标准·精浊》制定。①小腹或会阴部坠胀刺痛，轻度尿频或排尿后尿道口有白色分泌物溢出。②直肠指检：前列腺正常或稍饱满，质地偏硬，可有轻度压痛。③舌质紫暗或有瘀点，脉涩。④前列腺液镜检：白细胞 > 10/ HP，卵磷脂小体显著减少或消失。

治疗组服用加减少腹逐瘀汤：延胡索、赤芍、五灵脂、蒲黄、川牛膝各 12g，当归、草薢各 15g，川芎、小茴香、制没药各 9g，肉桂 3g。随证加减：湿热去肉桂加白花蛇舌草、土茯苓、车前子、黄柏；肾阴虚去肉桂加女贞子、墨旱莲；肾阳虚加菟丝子、沙苑子。每日 1 剂，水煎分 2 次口服。对照组服用氧氟沙星，每次 0.2g，每日 3 次。两组治疗均以 3 周为 1 疗程，2 个疗程后评估疗效。治疗组疗效明显高于对照组（$P < 0.05$）。

按：方中当归、川芎、赤芍、蒲黄、五灵脂、没药活血化瘀，通络止痛；延胡索止痛、活血利气；肉桂、小茴香温阳化气通瘀，使急性期所用苦寒药物造成的湿郁胶着得以化解；川牛膝、草薢，活血通淋，泌清别浊。再根据所兼夹证型适当加减，用于治疗慢性前列腺炎，只要坚持服药，就能够取得满意疗效。[1]

【病案举例】

高某，男，35 岁，汽车司机，1994 年 8 月 16 日初诊。会阴及小腹部刺痛不适年余。患者会阴及小腹部经常出现刺痛，遇寒症状明显，早晨排尿终末时有少量白色分泌物滴出，舌暗、苔薄白，脉沉涩。尿常规检查无异常。肛诊：前列腺轻度触痛，质不均匀，边缘有结节。前列腺液常规检查：卵磷脂小体（＋＋），白细胞（＋＋），红细胞（＋）。西医诊断慢性前列腺炎。证属血瘀凝滞，寒邪阻络。治以活血化瘀，温经散寒，少腹逐瘀汤加味。处方：小茴香、延胡索、没药、当归、川芎、赤芍、蒲黄、五灵脂、穿山甲（应使用相应替代品）各 9g，干姜、肉桂各 6g，蒲公英 15g。水煎服，每日 1 剂，早晚分服。连服 10 剂后，会阴及小腹部刺痛症减轻，未再见尿末滴白。复查前列腺液常规：卵磷脂小体（＋＋＋），白细胞少许。上方去蒲公英，加三棱 9g，又服 5 剂，会阴及小腹部刺痛症状明显减轻。守方调理 2 个月，病症基本消失。嘱其戒饮酒，每日坚持温水浴以巩固疗效，1 年后随访，症未复现。

按：慢性前列腺炎属中医学"精浊""白浊"范畴。本案由于职业关系，久坐且受颠簸，前列腺被挤压，致使局部血脉不畅，寒邪乘机侵袭，形成寒凝血瘀的病机。方中以当归、赤芍、川芎活血祛瘀为主药，辅以蒲黄、五灵脂、没药、延胡索祛瘀散结止痛；小茴香、干姜、肉桂温经散寒，理气止痛，并为佐使；加蒲公英以解毒散结；三棱破血行气，通滞止痛；穿山甲（应使用相应替代品）有通经散结之功。诸药合用，切中病机而收良效。[2]

二、精液不液化症

正常精液在射出时为液化状态，以后立即形成胶冻状或凝块，在37℃水浴中 5～20 分钟以后精液经凝固状态转变为液化状态，这一现象被称为精液液化。如果这一过程大于 1 小时，称为精液液化时间延长。精囊液所含的凝固因子和前列腺液所含的液化因子，在精液由凝固到液化的生理过程中起着重要的作用。精液不液化会使精子被黏液网络，阻碍其在女性生殖道中的运动能力，可造成男性不育。

中医认为，精液不液化的原因在于肝肾。如阴虚则生内热，耗伤精液；或元气衰微，肾精亏损；或肝郁化火，扰动精室，皆可影响精液的正常液化，从而引不孕。精液不液化多由寒凝、热烁、痰阻、血瘀所致。故治疗多从补益肝肾，化痰活血入手。

【临床应用】

丁氏应用少腹逐瘀汤治疗 20 例患者，年龄 21～25 岁者 7 例，26～32 岁者 13 例；婚后 1 年就诊者 3 例，2 年就诊者 5 例，3 年以上者 12 例。选择中医辨证属元阳不足，精液（1 周内不同房采取）实验室检查 24 小时不液化的患者为治疗对象；其中精液常规检查中，脓细胞（＋）～（＋＋＋）者 4 例。使用少腹逐瘀汤加减（小茴香 6g，干姜 3g，延胡索 6g，没药 5g，川芎 6g，肉桂 3g，赤芍 10g，蒲黄 10g，五灵脂 10g，当归 12g，黄精 30g）。精液中有脓细胞者，加萆薢 15g，石菖蒲 10g，石韦 20g，车前子 20g；经治疗精液液化，但活动力差者，加黄芪 30g，淫羊藿 30g，精子数目少者，兼服五子衍宗丸。煎取药汁 400ml，每次服用 200ml，每日 2 次，20 天为 1 疗程。临床治愈（经复查精液常规转为正常者）17 例，占 85％。治疗 1 疗程者 13 例，2 疗程者 4 例。有效（精液液化，但精子活力差或数目低于正常值）者 3 例，占 15％。均为 2 疗程。未见无效病例。[3]

【病案举例】

1. 患者，男，27 岁。结婚 3 年，女方一直未孕，自述性生活正常，女方曾作妇科检查无异常。2001 年 4 月 28 日检查精液，24 小时不液化。其他无自觉症状，舌淡红，苔薄白，脉沉细。证属元阳不足，气化失常。治宜壮阳化瘀。处方：小茴香 6g，延胡索 6g，没药 3g，当归 12g，川芎 6g，肉桂 3g，赤芍 10g，蒲黄 10g，五灵脂 6g，黄精 30g。服药 20 剂，于 2001 年 5 月 25 日查精液已液化，精子计数为 $80 \times 10^9/L$，精子活动力 80%。半年后随访，其妻已孕。[4]

2. 黄某，男，27 岁。结婚 3 年女方一直未孕。自述性生活正常，女方曾做妇科检查无异常。1992 年 4 月 28 日精液常规检查示：24 小时不液化。患者无自觉症状，舌质淡，苔薄白，脉沉细。证属元阳不足，气化失常。治以益气壮阳化瘀。药用：小茴香 6g，干姜 3g，延胡索 6g，没药 10g，蒲黄 10g，五灵脂 6g，黄精 30g。服药 20 剂，于 5 月 25 日查精液常规示：精子已液化，精子计数为 $80 \times 10^9/L$，精子活动力 80%。半年后随访，其妻已孕。

按：上方中小茴香、肉桂、干姜通达下焦，助元阳散寒凝；延胡索、没药利气行瘀；失笑散活血散结；当归、川芎乃阴中之阳药，血中之气药；精血同源，配赤芍以活血行气，散寒凝而调精液；更入黄精能益气填精。全方共奏暖精宫、散凝结之功。阳气振，气化乃复；精液得化，即可种子。[3]

三、血精（慢性精囊炎）

精液中混有血液即为血精症。一般呈粉红色、红色、棕红色或带有血丝。根据病变性质不同及含血量的多少可以表现为肉眼血精，含血凝块及镜下血精。其病因以精囊及前列腺的炎症为多，亦可由结核、血丝虫、结石、损伤等引起，其中以精囊炎最为常见；一些肿瘤如精囊、前列腺癌，精阜乳头状瘤，良性前列腺肥大也可引起血精，精索静脉曲张以及一些血液系统疾病也可能引起血精。

按照中医的病因分析，血精症属淋证，主要是湿热蕴结于下焦，导致膀胱气化不利所致。另外，肝郁气滞时气滞不宣，气火郁于下焦，影响膀胱之气化，亦可出现此证。《素问》中称小便痛为"淋"，《金匮要略·五脏风寒积聚病脉证并治》称"淋秘"，并称"淋之为病，小便为粟状，小腹弦急，痛引脐中"，说明小便不爽、尿道刺痛或带血是淋证的主症。《素问玄机原病式》称"小便涩痛"，《景岳全书·癃闭论治》称"溺管疼痛"。在治疗上，多以清热化湿、疏肝理气为主。

【临床应用】

高氏应用少腹逐瘀汤治疗血精症，取得显著疗效。14 例均为门诊患者，年龄 26 ~ 54 岁，平均年龄 38.4 岁；病程半年 ~ 6 年，平均 2.4 年。经西医确诊为慢性前列腺炎所致的血精 5 例；精囊炎所致血精 7 例；慢性前列腺炎并精囊炎所致血精 2 例。治疗用少腹逐瘀汤加减治疗。基本方：小茴香 6g，延胡索 15g，没药 15g，当归 15g，川芎 10g，穿山甲（应使用相应替代品）6g，赤芍 15g，桂枝 10g，蒲黄 10g，五灵脂10g，三七粉（冲服）3g，王不留行30g，益母草15g，白茅根30g，茜草根15g，川牛膝15g。湿热下注者加苍术15g，黄柏10g，薏苡仁30g；阴虚火旺者加知母15g，黄柏10g，女贞子15g，墨旱莲30g；肾阳不足者加巴戟天10g，沙苑子15g，菟丝子15g。每日1剂，水煎2次，共取汁300ml，分早、晚2次口服。另以本方药渣煎汤1000ml，趁热先熏洗阴部，待温度适宜时再坐浴15分钟，每晚1次。嘱患者在治疗期间节房事，忌辛辣酒食，保持心情舒畅。14例患者，治愈8例，好转5例，无效1例。治愈时间最短21天，最长2个月。[5]

【病案举例】

张某，男，40岁，农民，1992年9月30日初诊。主诉：发现血精10个月。于10个月前初觉小腹部隐痛不适，继之排精时阴茎作痛，并发现暗红色精液，经泌尿外科检查诊断为：精囊炎。先后用中西药及理疗等法治之，症状时轻时重，反复发作。舌质暗淡，脉沉细。化验精液常规：红细胞（＋＋＋＋），白细胞（＋），前列腺液检查正常。诊断：血精（慢性精囊炎）。以少腹逐瘀汤治之。处方：小茴香3g，干姜2g，延胡索6g，五灵脂9g，没药6g，川芎6g，当归9g，生蒲黄6g，肉桂3g，赤芍10g，服上药7剂，排精1次，阴茎作痛减轻，精液转为淡红色。继进上方21剂，症状完全消失，化验精液常规正常。又用10剂巩固疗效。半年后随访，身体健康。

按：此案病发于冬，寒中下焦，寒性凝滞，气血瘀阻。不通则痛，则小腹疼痛，久则络脉受损，血不循经，溢于精室；精血混杂，色呈暗红。用少腹逐瘀汤温经活血，使瘀祛新生，血归于经，则顽疾愈。[6]

四、前列腺增生症

前列腺增生又称前列腺肥大，是老年男性常见的一种慢性疾病，亦是泌尿外科的常见病之一。前列腺在男性45岁左右开始出现两种趋势：一部分趋向于萎缩，另一部分人则趋向于增生，腺体体积渐渐增大，形成了前列腺增生。增生腺体如位于膀胱颈，则可使尿路梗阻从而引起尿频和排尿困难复发。早期膀胱壁肌层增厚可以克服颈部阻力排尽尿液。随着腺体增大，逐渐超过了膀胱的代偿能力，尿液便残留膀胱，症状随之加重，甚至发生尿潴留或上尿路积水。

前列腺增生属于中医学"癃闭""淋证"等范畴，临床以肾气不足、气滞血瘀、热毒郁结三个证型最为常见。是肾和膀胱气化失司导致的以排尿困难，全日总尿量明显减少，小便点滴而出，甚则闭塞不通为临床特征的一种病证。其中以小便不利，点滴而短少，病势较缓者称为"癃"；以小便闭塞，点滴全无，病势较急者称为"闭"。癃和闭虽有区别，但都是指排尿困难，只是轻重程度上的不同，因此多合称为癃闭。癃闭之名，首见于《内经》，有"膀胱不利为癃，不约为遗溺""膀胱病，小便闭""三焦者，……实则闭癃，虚则遗溺，遗溺则补之，闭癃则泻之"等论述。基本病机可归纳为三焦气化不利，或尿路阻塞，导致肾和膀胱气化失司，与三焦、肺、脾、肾密切相关。治疗多从温补元阳、通阳化气入手。

本病癃闭相当于西医学中各种原因引起的尿潴留和无尿症。其神经性尿闭、膀胱括约肌痉挛、尿路结石、尿路肿瘤、尿路损伤、尿道狭窄、老年人前列腺增生症、脊髓炎等病所出现的尿潴留及肾功能不全引起的少尿、无尿症，皆可参考本节内容辨证论治。

【临床应用】

1. 谢氏处方：小茴香 3g，干姜 3g，延胡索 10g，炒五灵脂 6g，没药 10g，川芎 10g，当归 15g，生蒲黄 10g，肉桂 6g，赤芍 15g。兼气虚者加黄芪 30g，党参 15g；兼腹痛者加炒五灵脂用 10～15g；因导尿感染小便热痛者加金银花 30g、土茯苓等 30g；小便带血者加白茅根 15g、大小蓟各 20g；小便浑浊者加益智 15g；全身浮肿者加陈皮、大腹皮、通草各 10g；便秘者加熟大黄 3g。10 天为 1 疗程，一般用药 1～3 疗程。治疗结果：5～8 例中治愈者 20 例，好转者 32 例，未愈者 6 例，总有效率 90%。[7]

2. 刘氏应用少腹逐瘀汤治疗前列腺增生症 32 例，取得了较好的疗效。32 例患者均为门诊患者。年龄最小者 49 岁，最大者 76 岁；病程 1～12 年。临床均见尿多、尿频、排尿无力、尿流变细或尿潴留等，甚则大便时尿道口有黏液滴出，直肠指检示前列腺肥大（＋）～（＋＋）。

治以基本方药物组成：小茴香 10g，干姜 6g，延胡索 15g，当归 15g，川芎 12g，肉桂 9g，赤芍 12g，蒲黄（布包）10g，五灵脂 12g。若小便灼热疼痛者加生地 15g，甘草梢 6g；小便常规检查见脓细胞者加金银花 15g，滑石、苍术各 12g；阳虚肢冷畏寒者加附片 10g，补骨脂 10g；腰痛膝软者加杜仲 15g，桑寄生 15g。每日 1 剂，水煎服。10 剂为 1 个疗程，连服 1～3 个疗程后观察疗效。服药期间忌辛辣油腻刺激食物，戒恼怒，适寒温，节房事。

32 例经治后，临床治愈［诸症消失，前列腺肥大度减少（＋）］18 例，显效［诸症基本缓解，肥大度减小（＋）］8 例，无效（治疗前后无变化) 6 例，总有效率为 81.25%。对 26 例治愈及显效患者追踪观察 3 个月，疗效巩固。[8]

【病案举例】

1. 袁某，男，66 岁，1990 年 4 月 16 日初诊。主诉：排尿不畅 1 年，涓滴难下 7 天。于 1 年前出现尿频，排尿时间延长，夜间尤甚，每夜排尿 3~4 次，未服药治疗。7 天前因劳累后症状加重，直至小便点滴难下，在某医院诊断为"急性尿潴留"。经留置导尿管、肌内注射青霉素治疗 6 天，拔除导尿管后仍不能自主排尿。刻见：表情痛苦，小腹胀满，舌质暗淡，苔白，脉沉细涩。直肠指诊：前列腺体肿大似鸡卵，表面光滑。尿常规：镜下白细胞。诊断：癃闭（前列腺肥大症并发急性尿潴留）。立即留置导尿管，投少腹逐瘀汤加味治之。处方：小茴香 3g，干姜 2g，延胡索 6g，五灵脂 6g，没药 6g，川芎 6g，当归 9g，生蒲黄 9g，肉桂 3g，赤芍 6g，黄芪 20g，王不留行 15g，猪牙皂 4g，麝香（另包冲服）0.1g。每日 1 剂水煎服，服药 3 剂，拔除导尿管能自主排尿，但尿线细短，排尿费力，需以手按压小腹。再以上方去延胡索继服 26 剂，症状消失，能正常排尿。作直肠指诊：前列腺体回缩至核桃大。

按：在前列腺肥大的任何阶段，都可因久坐、劳累等，致使骨盆内瘀血，膀胱颈部充血水肿而出现急性尿潴留。此患年老，肾阳不足，气血运行迟缓，瘀浊滞留，渐至前列腺肥大，使尿路受阻，则有排尿不畅。复因劳则气耗，帅血无力，血瘀下焦，致使前列腺体进一步瘀血而肿胀，堵塞尿路，尿路不通而发为癃闭。少腹逐瘀汤加味，功主温经助阳，益气活血散结，使瘀去肿消，尿路通畅而癃闭愈。[6]

2. 许某，小便后常余沥不尽，且小便频数，舌紫暗，脉沉涩。此属下焦瘀血内结，败精阻滞，膀胱气化不利。治宜活血祛瘀，理气通关。药用小茴香 2g，干姜 5g，延胡索 10g，没药 10g，炒当归 30g，川芎 10g，肉桂 10g，赤芍 20g，蒲黄（包煎）30g，五灵脂（包煎）20g，台乌药 10g，老韭菜 15g，另服用宁泌泰胶囊清利湿热，消火败毒，5 剂而愈。[9]

五、阳痿

阳痿是指性交时阴茎不能有效地勃起致性交不满意，阳痿表现形式多样，可以在任何情况下阴茎都不能勃起；性兴奋不能勃起，但在睡眠、晨间、黄色刺激时又自发勃起；性兴奋时开始能勃起，但插入阴道不能完成正常性交，或虽能插入但在射精前就已松软下来。

《灵枢·邪气脏腑病形》称阳痿为"阴痿"，《灵枢·经筋》称为

"阴器不用"，在《素问·痿论》中又称为："宗筋弛纵"和"筋痿"。《太平惠民和剂局方》称为"阳事不举"。《景岳全书·阳痿》说"阴痿者，阳不举也"，指出阴痿即是阳痿。其治疗，多从调补肾阴肾阳、疏理肝气等方面入手。

【临床应用】

温某应用少腹逐瘀汤治疗 52 例患者，年龄最大 59 岁，最小 24 岁，平均 36.1 岁；病程最长 21 年，最短 2 个月，平均 2.62 年；病情：按勃起功能国际问卷评分，轻度 12～21 分，26 例，中度 8～11 分，17 例，重度 <7 分，9 例。

治以少腹逐瘀汤加减：炒小茴香 1.5g，炒干姜、延胡索、川芎、肉桂各 3g，当归、蒲黄各 9g，赤芍、炒五灵脂各 6g，败酱草 30g。每日 1 剂，水煎分 2 次服。1 个月为 1 疗程。

治疗结果：疗效判断按勃起功能国际问卷，将治疗后评分与治疗前作对比。痊愈：评分 >22 分；显效：评分递增 50%；有效：评分递增 25%；无效：评分无改变。52 例经治疗 1 个疗程后，36 例有效，总有效率达 69.2%。轻度组 26 例之评分，治疗前为 16，治疗后为 21。中度组 17 例之评分，治疗前为 9，治疗后为 18。重度组 9 例之评分：治疗前 4，治疗后 9。与治疗前比较有显著性差异（$P < 0.05$）。

按：方中当归、川芎、赤芍、蒲黄、延胡索、五灵脂等活血化瘀药能改善盆腔血液循环，减轻生殖器充血，少量小茴香、肉桂、干姜可少火生气，有助于阳气以利勃起，加入败酱草能清热解毒散瘀，可制约原方热性，使痿起而不伤阴。[10]

【病案举例】

1. 陈某，1 年前行输精管结扎术时精神紧张，初始未敢行房，后觉阴茎萎软，举而不坚，伴腰酸腿软，阴部胀痛，胸闷，烦躁，纳差，舌红苔薄黄，脉弦数。此属气滞血瘀，阻滞宗筋，致使痿而不用。治宜理气活血，化瘀通络。药用延胡索 10g，没药 10g，赤芍 25g，干姜 5g，小茴香 2g，肉桂 12g，蒲黄（包煎）30g，五灵脂（包煎）20g，炒当归 30g，川芎 10g，虎杖根 25g，炒枳壳 10g，另服用宁泌泰胶囊，5 剂后诸症明显好转，继服 20 余剂后愈。[9]

2. 李某某，男，35 岁。1984 年 3 月 12 日诊。患者 1 月前经常下河捞鱼，后感腰以下发凉，腰膝酸疼麻木，阴茎及睾丸内缩，不能行阳事，头晕多梦，食少纳呆，畏寒怕冷。四处就医，诊为"阳痿""风湿病""神经官能症"，服中西药月余无效。证属寒凝血瘀肝经。治以温经散寒活血，补肾壮阳。方取少腹逐瘀汤加味：当归、牛膝、补骨脂各

12g，赤芍、生蒲黄、炒五灵脂、延胡索、炒小茴香各10g，川芎、炒干姜、炒肉桂、桂枝各6g，没药、乳香各9g。水煎服，早晚各1剂。2日后复诊，阴茎睾丸外出，但阴茎举而不坚，畏寒怕冷消失，腰膝疼痛明显减轻，能入眠。守方继服4剂，诸症消失痊愈。1年后追访，从未复发。

　　按：天寒水冷捞鱼，寒邪客于厥阴肝经，血瘀寒凝，阳气不足。故畏寒怕冷，腰膝酸疼麻木。肝经绕阴器抵少腹，寒气所致，故阴茎睾丸内缩，牵引疼痛。取少腹逐瘀汤温经散寒，活血化瘀，加牛膝、补骨脂，补肾阳，壮腰膝、强筋骨，没药加强活血止疼之力，桂枝温经行血，使寒散血活而诸症获愈。[11]

六、附睾结核

　　附睾结核是临床上最常见的男性生殖系统结核病之一，其多继发于肾结核。结核杆菌首先侵犯前列腺及精囊，然后沿输精管蔓延到附睾尾，附睾结核也可经血行感染，病变多在附睾头，可进一步扩展至睾丸，引起睾丸结核。近年认为附睾尾部血运丰富，附睾尾结核亦可由血行传播。

　　其中医辨证治疗多从痰瘀论治，临床多结合患者全身的情况，从整体宏观论治。

【病案举例】

　　赵某，29岁已婚。患者曾患肺结核2年余，经服异烟肼、乙胺丁醇等抗结核药2年余而愈。近半年来患者又出现腰痛、尿急、尿频但不痛、右侧睾丸肿胀下坠、牵及右侧阴股内侧酸痛。经多次24小时内尿液沉淀涂片、结核菌培养阳性，精液检查可见精液减少、精子数及活动力降低，确诊为附睾结核，再次服用抗结核药物半年不效。患者来诊时右侧睾丸肿胀隐痛下坠自觉阴囊发凉有酸胀感，疲劳时加重，附睾尾部可触及硬结，大小不等；输精管增粗，有串珠样结节，压痛不明显，面色晦暗，舌质暗有瘀点，脉沉细。证属寒凝气滞血瘀，治以活血化瘀，理气散寒，化痰散结，予以少腹逐瘀汤加味。处方：小茴香10g，干姜6g，延胡索10g，桃仁10g，没药10g，当归12g，川芎9g，肉桂3g，赤芍10g，蒲黄10g，五灵脂10g，红花10g，橘核9g，荔枝核9g，浙贝母30g，牡蛎30g，海藻10g，昆布10g。水煎服30剂后，诸症减轻，再诊继服30剂而愈。随访至今未复发，且已生一女婴。[12]

七、不射精

不射精又称射精不能，是指男子阴茎在性交中能维持坚硬勃起，并有正常的抽送动作，且持续时间很长，但不能达到性高潮和快感，也不能在阴道内射精的一种性功能障碍，占性功能障碍总数的 20% ~28%，是男性不育的原因之一，发病年龄以男性性活动旺盛时期多见，除少数器质性病变所致的不射精较难治疗外，大多数都可以获得满意的疗效。

中医多年的研究认为不射精症的原因多由劳倦内伤、饮食不节、瘀血内阻、情志抑郁引起精关不开及精窍失灵所致。治疗多从疏肝解郁、行气活血角度入手。

【病案举例】

1. 朱某，结婚 3 年来每次行房事阳强不倒，不能射精，阴部及腰骶部酸胀疼痛，遗精，心情郁闷，失眠多梦，舌紫暗，脉沉涩。此属肝气郁滞，下焦血瘀。治宜理气解郁，化瘀通络。药用小茴香 2g，干姜 5g，延胡索 10g，没药 10g，炒当归 30g，川芎 10g，肉桂 10g，赤芍 20g，蒲黄（包煎）30g，五灵脂（包煎）20g，王不留行 10g，10 剂后已能射出少量精液，继服 30 余剂已能正常射精。[9]

2. 陈某，男，24 岁。1977 年春，新婚之夜，性交不射精，阳强难倒，性欲亢进，彻夜不寐，少腹胀痛不适，尿道干涩发烧。次日就诊时面红赤，身体壮实，舌质暗红，苔干，脉弦有力。初以相火偏亢论治，投以龙胆泻肝汤，罔效。复诊时细察病情，详问病史，询知曾在服役期间，练兵习武时被枪柄击伤下身，当时疼痛难忍，嗣后并无异常，试用活血化瘀，通关利窍法论治，投以少腹逐瘀汤加减：炒茴香、川芎各 6g，延胡索、没药、蒲黄、炒灵脂、川牛膝各 10g，当归、赤芍各 12g，琥珀（冲服）3g。五剂后，性交虽可射精，但量少不畅，射精时阴囊有抽掣痛，尿道烧灼。再进五剂，诸症悉除。[13]

八、男性不育

男性不育是指由于男性因素引起的不育。一般把婚后同居 2 年以上未采取任何避孕措施而女方未怀孕，称为不育症。临床上把男性不育分为性功能障碍和性功能正常两类，后者依据精液分析，根据结果可进一步分为无精子症、少精子症、弱精子症、精子无力症和精子数正常性不育。近几年随着人们对人类生殖问题认识的提高，以及男科学研究的飞速发展，男性不育的发现率逐步增高。

中医学对男性不育的研究治疗有着悠久的历史，目前中医药治疗是男性不育的主要治疗手段之一。中医临床上将男性不育症分为肾阳虚衰、肾阴不足、肝郁气滞、湿热下注和气血两虚五个证型。故在治疗上，多从补纳肾元、疏肝解郁及清热化湿等角度入手。

【临床应用】

2004 年 1 月～2005 年 8 月河北大学附属医院门诊就诊的 104 例少精症患者被随机分成两组，每组 52 例。第一组采用中西医结合治疗（枸橼酸氯米芬 50mg/d，连用 25 日，停 5 日，连用 3 个月。少腹逐瘀汤加减每天 1 剂。同时配合锌剂治疗。）。第二组采用单纯西医治疗（枸橼酸氯米芬 50mg/d，连用 25 日，停 5 日，连用 3 个月，同时配合锌剂治疗）作对照组。

两组患者均在用药前禁欲 5 日后查精液常规，共查 3 次取平均值，平均精子计数少于 $20 \times 10^9/L$ 者为选择病例。用药 3 个月后再在禁欲 5 日后复查精液常规，共查 3 次取平均值，平均精子计数达到或超过 $20 \times 10^9/L$ 者为有效治疗病例，两组进行对比。

结果实验组治疗后平均精子密度 $\geqslant 20 \times 10^9/L$ 者 18 例，有效率达 34.6%；对照组治疗后平均精子密度 $\geqslant 20 \times 10^9/L$ 者 5 例，有效率达 9.6%。[14]

【病案举例】

刘某某，男，29 岁。1986 年 5 月 7 日诊。婚后 5 年未育。其妻经多处妇科检查皆正常。患者曾多次作精液实验室检查，精虫总数 $20 \sim 30 \times 10^9/L$，成活率 10%～20%，活动度差。经多方求治，均未见效．七年前腰部有外伤史。现感口干舌燥，渴不思饮，夜间烦躁，同房前阴茎中刺痛，少腹胀满，同房后逐渐缓解。舌红少苔有瘀斑，脉沉涩。证属跌仆外伤之后，瘀血阻滞所致。治以化瘀通络，行气活血。方用少腹逐瘀汤加减：当归、白芍、川芎、台乌药、淫羊藿各 15g，桃仁、延胡索、蒲黄各 12g，红花 9g，牛膝 10g，1 日 1 剂。连进 5 剂后，感茎中疼痛加重，并伴有梗阻感，小便时有中断，嘱其继续服用。1 周后解出米粒大小的紫黑色血块 3 粒，上述症状消失。瘀血已去，经脉已通，原方去桃仁、蒲黄，加熟地、杜仲、巴戟天、枸杞、菟丝子各 15g，以加强补肾益精。连服 20 剂。嘱其服药期间减少房事。2 月后精液化验，精虫总数 $50 \times 10^9/L$，成活率 50%，活动度良好。1 年后其妻喜生 1 子。

按：不育症，原因甚多。临床多从补肾着眼。本方具有养血、活血、行血，有通有解的作用。用于瘀血所致的不育症，其意与妇科用本方调经种子之意同也，故能有效。[15]

九、阴囊血肿

阴囊血肿为男科常见的损伤性疾病，它是指血液瘀积于阴囊，导致阴囊肿大的疾病。大多为阴囊部直接暴力引起，或由于手术时止血不够周密所致。阴囊血肿多发生在肉膜下间隙。因阴囊壁及其内容物血运极为丰富，损伤或手术后很易出血形成血肿。血肿一般在短时间内形成，也可缓慢出现，很容易并发感染。鞘膜内积血早期为新鲜血液，穿刺可以抽血。经过一段时间后血液凝固，附着于逐渐增厚的鞘膜壁，并逐渐机化，可使囊腔完全闭塞，睾丸因受压而萎缩。临床上一般分为肉膜下血肿、鞘膜内血肿、阴囊中隔血肿、鞘膜旁血肿四种，常见的为肉膜下血肿和鞘膜内血肿。临床以阴囊肿痛、皮色紫暗为主要特征。在发现阴囊血肿后，应立即停止活动，有可能的条件下最好冰水冷敷患处，收缩血管，减少局部出血。

中医认为本病属于"血疝"的范畴。多由于跌打或手术等原因，阴囊受损，致使血络破损，血不归经，血液瘀积于阴囊，即可形成阴囊血肿。

【病案举例】

李某，20岁，农民，1994年12月6日初诊。阴囊被踢伤5天。阴囊轻度肿大，有瘀斑，刺痛，痛引少腹，得温则舒，脉沉弦。阴囊透光试验阴性。B超示阴囊积液约2.3cm×1.5cm×1.2cm。西医诊为阴囊血肿。证属瘀血凝聚，阴寒客络。治以祛瘀消肿，温经止痛，方以少腹逐瘀汤加减。处方：小茴香、当归、川芎、蒲黄、五灵脂、延胡索各9g，干姜、肉桂各6g，泽兰、益母草各15g。水煎服，每日1剂，早晚分服，并用阴囊托抬高阴囊。连服10剂后，肿痛明显减轻。按原方又服5剂，血肿消失。

按：本例伤后5天就诊，阴囊络伤出血已基本自止，瘀血凝滞为主要病机，又有得温则舒、脉沉弦等寒客络脉的临床表现。阴囊与少腹皆为肝经循行部位，属下焦。故以具活血祛瘀、温通下焦功用的少腹逐瘀汤治疗。方中加泽兰、益母草，意在行血利水消肿而取效。[2]

十、睾丸鞘膜积液

睾丸鞘膜积液是男性常见的疾病。它是由于睾丸固有鞘膜两层间积聚的液体超过正常的量而形成的。它可分原发性和继发性两种，一般是由炎症、外伤、肿瘤、丝虫病等引起，鞘膜积液可为浑浊、血性或乳糜状。可见于各种年龄。

胎儿早期睾丸在腹膜后，7～9月时经腹股沟管下降进入阴囊，附着于睾丸的腹膜也随之下降形成腹膜鞘突。出生后从内环至睾丸方整段精索部分的鞘突逐渐萎缩切合。睾丸部分的鞘突形成囊状睾丸固有鞘膜，正常的鞘膜腔内仅有少量浆液，当鞘膜的分泌和吸收功能失去平衡时，可引起鞘膜积液。鞘突在不同部位闭合不全，又可形成各种类型鞘膜积液。鞘膜积液分为四个类型：睾丸鞘膜积液，精索鞘膜积液，睾丸精索鞘膜积液和交通性鞘膜积液。其中睾丸鞘膜积液最为常见。

睾丸鞘膜积液多为单侧性，发生双侧者较少见。主要表现为一侧阴囊逐渐增大，但一般无疼痛感，如果积液较多或站立较久时可有重坠感。阴囊表面多光滑发亮，用手触之波动感很强。增大的阴囊除先天性交通性鞘膜积液外，并不因体位改变（如卧位）而缩小，一般不易摸到睾丸，用手电筒从阴囊一侧照射，在对应的一面可出现明显的红光（透光试验阳性），如果做穿刺试验可抽出黄色稍黏性的液体，继发性睾丸鞘膜积液则伴有原发疾病的相应症状。不严重的睾丸鞘膜积液可不影响生育能力，但严重时的鞘膜积液可使阴茎隐入阴囊皮肤之中，影响正常性生活。此外，液体长期压迫睾丸会造成局部血液循环不良，导致睾丸功能障碍，影响生育能力。继发性的睾丸鞘膜积液对生育力的影响，则取决于原发疾病的情况。

中医认为本病属于"水疝"范畴，多因肾气不足，肾阳虚衰，水液不能气化，或脾气万虚，脾阳虚冷，运化乏力，水湿潴留，或饮食不节，湿热内生，下注肾子，或肾子外伤，瘀血阻塞水道所致。

【病案举例】

戚某，35岁，1996年1月9日以右侧睾丸逐渐肿大月余入院。患者2月前阴囊睾丸部有外伤史。近1个月右侧睾丸逐渐肿大，伴少腹冷痛，舌淡红，苔白，脉濡。查：阴囊内肿物呈梨形，体积较小，光滑有弹性囊样感，透光试验阳性。西医诊为睾丸鞘膜积液。证属瘀血阻滞，寒湿凝聚。治以活血祛瘀，温化寒湿，拟少腹逐瘀汤加味。处方：小茴香、干姜、延胡索、没药、当归、川芎、肉桂、赤芍、蒲黄、五灵脂、泽泻各9g，泽兰、茯苓各15g。水煎服，每日1剂，早晚2次分服。服10剂后肿物明显变小，少腹冷痛症消失，右侧睾丸、附睾可触及。以上法调理半个月，肿物全消，随访半年未复现。

按：本例阴囊睾丸部位受伤后，致使局部血瘀阻络，复受寒湿之气，水湿内结而发病。以少腹逐瘀汤活血祛瘀，温经散寒，酌加泽泻、泽兰、茯苓祛湿利水消肿之药，使局部血活、寒散、湿去、肿消，而获临床治愈。[2]

参考文献

[1] 崔彦如．少腹逐瘀汤加减治疗血瘀型慢性前列腺炎 60 例．四川中医，2004，22（10）：45

[2] 宋志君．少腹逐瘀汤新用．新中医，1997，29（7）：55－56

[3] 丁理靖．少腹逐瘀汤治疗精液不化 20 例．江苏中医，1997，18（8）：22

[4] 王德金．少腹逐瘀汤治疗精液不液化 36 例疗效观察．社区中医，2004，20（248）：40

[5] 高学清，雷福云．少腹逐瘀汤加减治疗顽固性血精症 14 例．长春中医学院学报，2001，17（1）：30

[6] 段玉环．少腹逐瘀汤临床新用．河南中医，1995，15（3）：170

[7] 谢京旭，杨维华．少腹逐瘀汤治疗癃闭 58 例临床观察．北京中医

[8] 刘卫．少腹逐瘀汤加味治疗老年前列腺增生症 32 例．国医论坛，2001，16（2）：36－37

[9] 赵锡峰．少腹逐瘀汤在男性疾病中应用．实用中医内科杂志，2006，20（4）：412

[10] 温泉盛，陈代忠．少腹逐瘀汤加减治疗前列腺痛所致阳痿 52 例．浙江中医杂志，2005，8（17）：526

[11] 马力行．少腹逐瘀汤验案．四川中医，1988，（4）：16

[12] 张国华．少腹逐瘀汤加味治愈附睾结核 1 例．安徽中医临床杂志，1999，6（11）：424

[13] 李海龙．少腹逐瘀汤治愈性交不射精．1982，（2）：31

[14] 薛永峰，田祯，刘勇，等．河北职工医学院院报．2007，24（1）：47

[15] 彭政权．少腹逐瘀汤治愈不育症．四川中医，1990，3：28

第八章

其 他 病 证

一、精神分裂症

精神分裂症是一种精神科疾病，是一种持续、慢性的重大精神疾病，是精神病里最严重的一种，是以基本个性改变，思维、情感、行为的分裂，精神活动与环境的不协调为主要特征的一类最常见的精神病。病因未明，多青壮年发病，隐匿起病，主要影响的心智功能包含思考及对现实世界的感知能力，并进而影响行为及情感。临床上表现为思维、情感、行为等多方面障碍以及精神活动不协调。患者一般意识清楚，智能基本正常。精神分裂症是以基本个性改变，思维，情感，行为的分裂，精神活动与环境的不协调为主要特征的一类最常见的精神病，属中医"癫狂"范畴。历代医家多以"痰迷心窍"立论，治用涤痰开窍、活血化瘀之法。

【临床应用】

梁氏用少腹逐瘀汤加减治疗精神分裂症65例。处方：桃仁15g，红花10g，当归15g，生地20g，赤芍15g，牛膝15g，柴胡10g，茯神20g，炮穿山甲（应使用相应替代品）15g，石菖蒲10g，琥珀（冲服）3g，甘草10g。兴奋躁动者加石膏30g、知母15g；狂躁便干者加大黄10g，栀子15g，黄连5g；火盛伤阴、夜不能寐者加麦冬20g，百合20g，枣仁20g，合欢皮15g；口多痰涎，舌苔白腻者加半夏15g，旋覆花15g，舌苔黄腻者加胆南星15g，川贝母15g，竹茹15g；精神萎靡，表情呆滞者加淫羊藿15g，紫河车20g，黄芪30g；病程较长，舌体胖嫩或有齿痕者加附子30g，干姜20g，肉桂10g，以温阳益气，兴奋功能。治疗期间停用西药。治疗效果：痊愈：精神病症消失，内省力恢复7例；显效：精神症状大部分消失，内省力部分恢复24例；好转：精神症状有改善，内省力部分恢复或未恢复25例；无效：症状无变化，或转用西药及转院治疗者10例，总有效率86.2%。[1]

【病案举例】

陈某，男，30岁，患精神分裂症已5年，经氯氮平、氯丙嗪等治疗最高日量 450mg，效果不佳而转中医治疗。患者自言自语，哭笑无常，舞手动脚，行为怪异，时而动手打人，毁物，吵闹不休，甚则撕衣裸体自认无病，大便秘结，口干不欲饮，整夜不眠，舌红边有瘀斑，苔黄腻，脉弦细数。证为火盛瘀阻，阴伤神无所归使然。治用少腹逐瘀汤加减：桃仁 15g，红花 10g，当归 15g，生地 20g，赤芍 15g，炮穿山甲（应使用相应替代品）10g，茯神 20g，石菖蒲 10g，大黄 10g，栀子 10g，胆南星 15g，竹茹 15g，百合 20g，柴胡 10g。7 剂，日 1 剂，又诊时诸症均减，续服 7 剂，加减续治：桃仁 10g，当归 10g，生地黄 15g，丹皮 10g，大黄 5g，茯神 15g，百合 20g，川贝 15g，龙骨 15g，牡蛎 15g，石菖蒲 10g，沙参 20g，调治月余。

二、皮肤瘙痒

皮肤瘙痒症为一种仅有皮肤瘙痒而无原发损害的皮肤病，分全身性和局限性两种。机体代谢紊乱和内分泌异常是引起全身皮肤瘙痒的重要原因之一。许多疾病都可以通过改变人体正常代谢，引起皮肤的瘙痒性表现，常见的原因有老年性皮肤代谢障碍、激素水平异常、糖尿病、甲状腺功能异常及慢性肾功能不全等。其治疗应尽量明确原发病因，行相关检查，以详细鉴别。

中医理论主要认为瘙痒为"风、湿、热、毒、虫"侵袭皮肤造成气血凝滞、肌肤失养，全身性皮肤瘙痒中医称为"风瘙痒""痒风"，若抓破皮肤，血痕累累称"血风疮"，局限性皮肤瘙痒称"阴痒""肛门作痒"。《内经》中即有"诸痛痒疮，皆属于心""诸痛为实，诸痒为虚"的记载。《诸病源候论》认为瘙痒多与风邪相关，"风瘙痒者，是体虚受风，风入腠理，与血气相搏，而俱往来于皮肤之间。邪气微，不能冲击为痛，故但瘙痒也。"清·《外科证治全书》指出，"痒风，遍身瘙痒，并无疮疥，搔之不止"，并提出了病机及治疗禁忌为"肝家血虚，燥热生风，不可妄投风药"。该书还有阴痒、肛门作痒等局限性瘙痒症的记载，认为"阴痒，三虫在肠胃，因脏虚蚀阴，微则痒，甚则痛……"。此症亦有肝脾亏损，湿热下注而痒者。

总之，中医认为全身性皮肤瘙痒多因肝旺血虚所致，肝旺则风从内生，血虚则肌肤失养，风胜血燥，风动作痒。故在治疗上，多以养血活血、祛风润燥等为主。

【病案举例】

肖某，女，34 岁。1992 年 4 月 14 日初诊。患者 3 月 16 日突然出现小腹剧烈疼痛，继之昏迷，急送医院剖腹探查，发现为异位妊娠破裂大出血所致。术后一般情况良好，但逐渐出现全身瘙痒，西医怀疑抗生素过敏，于是停用抗生素，给予氯苯那敏、维生素C、泼尼松治疗，其痒不减。求治于某中医，认为大出血加手术后，由血虚生风所致，给予养血息风之当归饮子、归脾汤等数剂周效，反而全身奇痒。经朋友介绍而到余处就诊。刻下：患者全身瘙痒并无斑丘疹，烦躁不安，抓过不停，不愿坐下就诊，坐则臀部及大腿后奇痒，平卧则背部奇痒，总之何处被压迫即奇痒加甚难忍，小腹疼痛，口干不欲饮，小便畅利而不黄，舌质淡红有瘀斑瘀点，苔薄白，脉沉涩。追询素有经期延后及痛经，本次术后有受凉史。于是辨证为出血术后胞宫空虚，寒邪内侵，寒凝血瘀，瘀血滞络，日久化风使然。处方拟少腹逐瘀汤加减：小茴香15g，延胡索15g，五灵脂15g，赤芍15g，川芎15g，当归15g，香附15g，没药6g，桂枝6g，木通6g，干姜6g，炮穿山甲（应使用相应替代品）6g，蜈蚣3条。1剂，水煎服。第二天，喜形于色来诊，诉饮当晚，瘙痒及腹痛均大减，安然入睡。守上方去延胡索、五灵脂、没药，加生地、桃仁、红花。1剂尽，诸症告失，月经来潮夹有血块，继用四物汤加味调理善后，经期5天净。[2]

参考文献

[1] 梁开荣，少腹逐瘀汤加减治疗精神分裂症65例．第三届全国基层中医药学术交流会论文集，1998：804-805
[2] 蒲正国，少腹逐瘀汤治疗奇痒案．江苏中医药，1994，25（2）：60

下 篇

实验研究

第九章

制 剂 研 究

少腹逐瘀汤出自清·王清任的《医林改错·卷下·少腹逐瘀汤说》，由小茴香、干姜、延胡索、没药、当归、川芎、肉桂、赤芍、蒲黄及五灵脂等中药组成。历来被认为是妇科寒凝血瘀诸证的良方，并有"种子如神"的美称。在少腹逐瘀汤的基础上经剂型改变的相关制剂有少腹逐瘀丸、少腹逐瘀胶囊及少腹逐瘀冲剂等。其中，少腹逐瘀丸已被收录于中国药典 2000 年版第一部。

下面简要介绍少腹逐瘀丸的制备。

【处方】 当归 300g，蒲黄 300g，五灵脂（醋炒）200g，赤芍 200g，小茴香（盐炒）100g，延胡索（醋制）100g，没药（炒）100g，川芎 100g，肉桂 100g，炮姜 20g。

【制法】 以上十味，粉碎成细粉，过筛，混匀。每 100g 粉末加炼蜜 100～110g 制成大蜜丸，即得。

【性状】 本品为棕黑色的大蜜丸；气芳香，味辛、苦。

【鉴别】

（1）取本品，置显微镜下观察：薄壁细胞纺锤形，壁略厚，有极微细的斜向交错纹理。花粉粒黄色，类圆形或椭圆形，直径约 30μm，外壁有微细疣状突起。草酸钙簇晶直径 7～41μm，存在于薄壁细胞中，常排列成行或一个细胞中含有数个簇晶。纤维单个散在，长梭形，直径 24～50μm，壁厚，木化。草酸钙簇晶细小，直径约 5μm，一个细胞含有多个簇晶。糊化淀粉粒团块淡黄色或几乎无色。

（2）取本品 9g，加硅藻土 10g，研匀，加乙醇 50ml，超声处理 20 分钟，滤过，滤液蒸干，残渣加水 20ml 使溶解，用水饱和的正丁醇提取 3 次，每次 20ml，合并提取液，用正丁醇饱和的水洗涤 3 次，每次 15ml，弃去水液，正丁醇液蒸干，残渣加乙醇 20ml 使溶解，加活性炭 2.5g，水浴加热脱色 2 分钟，放冷，滤过，滤液浓缩至约 1ml，作为供试品溶液。另取芍药苷对照品，加乙醇制成每 1ml 含 2mg 的溶液，作为对照品溶液。照薄层色谱法试验，吸取供试品溶液 5～10μl、对照品溶液 2μl，分别点于同一硅胶 G 薄层板上，以氯仿－醋酸乙酯－甲醇－甲酸（40：5：10：0.2）为展开剂，展开，取出，晾干，喷以5%香草醛硫酸溶液，加热至斑点显色清晰。供试品色谱中，在与对照品色谱相应的位置上，显相同颜色的斑点。

【检查】应符合丸剂项下有关的各项规定。

【功能与主治】活血逐瘀，祛寒止痛。用于血瘀有寒引起的月经不调，小腹胀痛，腰痛，白带。

【用法与用量】温黄酒或温开水送服，一次1丸，一日2~3次。

【注意】孕妇忌服。

【规格】每丸重9g。

【贮藏】密封。

第十章

药 理 研 究

第一节　少腹逐瘀汤中各组成中药的药理研究

一、当归

当归可补血和血、调经止痛、润燥滑肠，是临床常用的一味重要药材。研究表明当归挥发油具有抑制在体子宫肌的作用。作为当归重要组成成分之一的阿魏酸对大鼠子宫自发性运动可产生抑制作用。研究还表明，当归在宫腔内压高时加强子宫肌收缩，而在宫腔内压不高时则无此作用。当归对子宫平滑肌的双相反应，说明当归的作用与子宫的功能状态有密切关系，它具有调节子宫平滑肌收缩，解除痉挛而达到调经止痛功效。

当归煎剂或根及叶中所含挥发油可显著抑制心肌收缩频率，可降低心肌兴奋性，使不应期显著延长。另据报道，当归煎剂、水提物及其有效成分阿魏酸钠均能使心肌毛细血管开放增多，从而增加心肌营养性血流量。其醇提取物具有非常类似奎尼丁样作用，可显著延长平台期，减慢传导，延长有效不应期，消除折返，延长平台期，从而抑制异位节律点、提高颤阈。当归中性油对实验心肌缺血亦有明显保护作用。

当归所含挥发成分主要引起血压上升，而非挥发性成分则引起血压下降，其上升或下降程度与剂量大小成正比，但血压总的趋势是下降。当归并不影响心泵功能，不降低心输出量也不引起心搏指数的明显变化。当归在降压的同时亦可使眼压降低，房水生成量减少，其降压作用和血管扩张不受神经阻断剂的前处理影响。

另外，当归还具有降血脂及抗实验性动脉粥样硬化等作用。

二、小茴香

小茴香具有温阳散寒、理气止痛的作用，临床多用于寒疝腹痛，肾虚腰痛，胃寒呕吐，脘腹冷痛等证的治疗。其富含挥发油，主要成分为反式－茴香脑，其次为柠檬烯，小茴香酮等。果实脂肪油中经鉴定的十六种脂肪酸组成有：10－十八碳烯酸，花生酸等。果实还含豆甾醇，伞形花内酯。小茴香挥发油对家兔在体肠蠕动有促进作用。茴香脑对小鼠离体肠管有兴奋作用，浓度增高则出现松弛作用，松弛的肠管对乙酰胆碱亦无反应。小茴香挥发油对小鼠离体肠管初期为兴奋作用，随后则使之弛缓。挥发油作用于豚鼠回肠纵行肌肌束，增强其收缩。小茴香丙酮浸出物对鹌鹑离体直肠有兴奋作用，有效成分是茴香脑，收缩反应是组胺样作用。同时，它还对抑制胃酸分泌、促进溃疡的愈合有着较好的疗效，小茴香十二指肠或口服给药，对大鼠胃液分泌的抑制约38.9%，对 Shay 溃疡胃液分泌的抑制为34.9%，而对应激性溃疡胃液分泌的抑制为33.8%。小茴香有利胆作用，能促进胆汁分泌，并使胆汁固体成分增加。小茴香挥发油对豚鼠气管平滑肌有松弛作用，将挥发油溶于12%乙醇给麻醉豚鼠灌胃，可使气管内液体分泌增加。对部分肝摘除大鼠，给小茴香挥发油10天，肝组织再生增加。茴香脑及其聚合物如二聚茴香脑还有雌激素样作用，对用其丙酮浸出物饲养10天的雌大鼠，可产生阴道内角化及性周期促进，乳腺、输卵管、子宫内膜、子宫肌层重量增加等影响作用。同时，其挥发油对中枢神经还有麻痹作用。小茴香挥发油、茴香脑可对青蛙产生中枢麻痹作用，对蛙心肌开始稍有兴奋，接着引起麻痹。对神经肌肉呈箭毒样麻痹，肌肉自身的兴奋性减弱。另外，由小茴香提取的植物聚多糖有抗肿瘤作用。挥发油对真菌孢子、鸟型结核杆菌、金黄色葡萄球菌，有灭菌作用。

三、川芎

川芎可行气燥湿，活血止痛，中医药理论认为川芎"辛香走窜而行气，活血祛瘀以止血，上行头目而祛风，下入血海以调经。并外彻皮毛，旁通四肢，为血中之气药"。

川芎挥发油少量时对动物大脑的活动具有抑制作用，而对延髓的血管运动中枢、呼吸中枢及脊髓反射具有兴奋作用，剂量加大，则皆转为抑制。

川芎嗪可通过交感神经间接兴奋心脏 β －受体从而达到强心的作用。川芎嗪可使实验动物出现心率加快，心肌收缩力加强，血管扩张的改变。此外，还可使心肌氧耗和脑血流增加、冠状动脉和脑血管阻力及总外周阻力降低的改变。

川芎中所含的阿魏酸与中性成分对平滑肌有抗痉作用。川芎生物碱，阿魏酸及川芎内酯都有解痉作用，而藁本内酯则是解痉的主要成分。藁本内酯能缓解组胺与乙酰胆碱的致喘反应，此外藁本内酯还能明显解除乙酰胆碱、组胺以及氯化钡引起的气管平滑肌痉挛收缩。川芎嗪亦能抑制缺氧引起的肺血管收缩，对肾上腺素或氯化钡引起的血管收缩也有抑制作用。

另外，川芎对大肠、痢疾（宋内氏）、变形、绿脓、伤寒、副伤寒杆菌及霍乱弧菌等有抑制作用。川芎水浸剂（1∶3）在试管内对某些致病性皮肤真菌也有抑制作用。川芎有某些抗维生素 E 缺乏症的作用，它能保护雏鸡避免因维生素 E 缺乏而引起营养性脑病。阿魏酸钠可减少 H_2O_2 及 O_2 引起的脂质过氧化反应，有抗 OH 及丙二醛（MDA）溶血的作用。阿魏酸钠可明显降低补体溶血，抑制补体 3b（C3b）与红细胞膜的结合。川芎嗪对以平阳霉素气管内给药制备的小鼠肺纤维化发生有抑制作用。

四、赤芍

赤芍具有清热凉血、散瘀止痛的功效，主要用于热入营血、斑疹吐衄、经闭癥瘕、跌打损伤、痈肿疮毒、目赤翳障等症。其重要组成成分赤芍总苷，能通过对凝血系统和血小板功能的影响而产生抗血栓作用，明显延长大鼠和小鼠的凝血时间，对血液凝固和血栓形成产生重要影响。赤芍总苷可显著调节机体微循环，降低血清、血浆黏度，抑制腺苷二磷酸（ADP）诱导的血小板聚集，延长凝血酶原时间（PT）和活化部分凝血活酶时间（KPTT）。

赤芍能显著改善其红细胞的通透性，增加红细胞对低渗张力的抗性，有一定的稳定红细胞膜结构的作用。结果表明，赤芍总苷能降低血瘀大鼠的血液黏度、纤维蛋白原的含量和红细胞聚集指数，减少红细胞压积，改善血液流变学指标。

赤芍能抑制胆汁淤积因子、降低血浆血栓素 B_2（TXB_2）、前列腺素代谢产物 6 - 酮（PGF1α）、血管紧张素转换酶（ACE）及血液黏滞度，改善肝脏微循环，加强胆红素摄取、结合、转运、弥散及排泄，同时有利胆、利尿等作用。同时，其对持久不退的重度黄疸肝炎有血瘀血热见症者有显著的退黄作用。

另外，研究显示赤芍和川芎合用还具有抗氧化及保护血管内皮细胞的功能，川芎和赤芍合用或单用均可明显降低血清总胆固醇、甘油三酯，合用还可提高超氧化物歧化酶（SOD）活性和降低 MDA 活性，在提高血管内皮细胞抗氧化能力及促进一氧化氮释放方面产生协同作用，表明赤芍具有抗动脉粥样硬化（AS）作用。另有报道显示，赤芍能降低动脉内膜增殖与抑制肾素 - 血管紧张素系统（RAS）激活，以及赤芍提取物有抗疱疹病毒Ⅱ型作用。

五、延胡索

延胡索可活血散瘀、理气止痛，是治心腹腰膝诸痛、月经不调、癥瘕及产后血晕等证的良药。其重要组成成分四氢帕马丁、丑素均有显著的镇痛作用。乙素能明显降低小鼠自发活动与被动活动，能对抗咖啡因和苯丙胺的中枢兴奋作用，其作用与氯丙嗪和利舍平相似。乙素的作用部位广泛，不像吗啡作用部位专一，其镇痛作用虽不如吗啡强大，但有较好的镇静和安定效能，能明显地抑制刺激皮肤引起的惊醒反应，并能阻断网状结构上行激活系统及下行性功能。丑素的镇静作用均较乙素弱。另外，乙素对大鼠离体的胃和结肠，能对抗 5 – 羟色胺（5 – HT）引起的收缩，但对胃液分泌及胃酸无明显影响，应用大剂量时胃液的分泌才受到明显抑制，胃液酸度及消化力亦有减弱。去氢延胡索甲素能保护因饥饿或药物（可的松、利血平等）所产生的大鼠实验性溃疡病，减少胃液分泌、胃酸及胃蛋白酶的量。此外，四氢帕马丁还有兴奋垂体肾上腺系统的作用。

延胡索醇提物有显著扩张离体兔心和在体猫心的冠状血管、降低冠脉阻力与增加血流量的作用。对麻醉犬冠状动脉的扩张作用最明显，颈内动脉次之。对股动脉也有一定的扩张作用，其扩张血管的作用可能是解除疼痛作用的原因之一。同时，它还具有改善坏死边缘区营养性供血的能力。对心肌梗死可能有一定的防治作用。此外，延胡索总碱对乌头碱诱发的大鼠心律失常有明显的治疗作用。

六、肉桂

肉桂可补元阳、暖脾胃、除积冷、通血脉，是治命门火衰、肢冷脉微、亡阳虚脱、腹痛泄泻诸证的良药。

肉桂中含有的桂皮醛对小鼠有明显的镇静作用，可对抗甲基苯丙胺所产生的过多活动、转棒试验产生的运动失调以及延长环己巴比妥钠的麻醉时间等。应用小鼠压尾刺激或腹腔注射醋酸观察扭体运动的方法证明它有镇痛作用。另外桂皮醛及肉桂酸钠都有解热作用，对小鼠正常体温以及用伤寒、副伤寒混合疫苗引起的人工发热均有降温作用。此外，肉桂还具有明显抑制 ADP 诱导的大鼠血小板聚集的作用，体外试验显示肉桂水煎剂及溶甲醇部分有较强的抗凝作用。

其提取物桂皮油可刺激嗅觉，能反射地促进胃功能，也能直接对胃黏膜有缓和的刺激作用，使分泌增加，蠕动增强，呈芳香性健胃作用。

桂皮油给家兔口服，能促进肠运动，使肠管兴奋。对离体家兔肠管亦具有同样作用。大量桂皮油可引起子宫充血，显示通经作用。桂皮油吸收后由肺排出，使黏液稀释，呈现祛痰镇咳作用。另外，桂皮油有强大杀菌作用，对革兰染色阳性菌的效果比阴性者好。

七、五灵脂

五灵脂生用可行血止痛。治心腹血气诸痛，妇女经闭，产后瘀血作痛；外治蛇、蝎、蜈蚣咬伤。炒用则可止血，用于诸多出血证。

五灵脂可降低血管阻力、降低大鼠乳鼠体外培养心肌细胞的耗氧量。其水提液具有增强体外纤维蛋白溶解的作用。还可提高离体家兔子宫张力。另外，五灵脂对结核杆菌及多种皮肤真菌有不同程度的抑制作用，还有缓解平滑肌痉挛的作用。

八、蒲黄

蒲黄可凉血止血、活血消瘀，生用治经闭腹痛、产后瘀阻作痛等；炒黑可止吐血、衄血、崩漏等血症。外治重舌、口疮、聤耳流脓等疾。

蒲黄具有促进血液凝固而止血的作用。家兔口服蒲黄水煎剂、醇浸剂能明显缩短凝血时间，作用显著而持久。家兔皮下注射蒲黄提取物能增加血小板数，缩短凝血酶原时间，促进血液凝固。犬股动脉出血，外用蒲黄粉敷创面，有一定的止血作用。蒲黄煎剂及其总黄酮、有机酸、多糖对腺苷二磷酸、花生四烯酸和胶原诱导的家兔体内、外血小板聚集均有明显的抑制作用，而以总黄酮作用最强。其抗血小板聚集作用可能与抑制磷酸二酯酶活性，升高血小板内环磷酸腺苷（cAMP），减少血栓素 A_2（TXA_2）的合成，使细胞内 Ca^{2+} 浓度降低，减少 5 – HT 释放有关。蒲黄异鼠李苷 II 在体内、外均能抑制由 ADP 诱导的大鼠血小板聚集，并能明显延长复钙时间。蒲黄水提液有促进纤维蛋白溶解作用，且不依赖纤溶酶系统存在，说明它能直接分解纤维蛋白。蒲黄组分 F IV（含黄酮类物质）能刺激猫主动脉内皮细胞产生前列环素和促进纤溶酶原激活物（t – PA）活性，从而抑制血小板聚集，抗血栓形成。另外，蒲黄具有扩张血管、改善微循环作用，其水提醇沉液对离体兔心有明显增加冠脉流量作用。

蒲黄还可通过抑制肠道对胆固醇的吸收，增加粪便胆固醇的排出，促进胆酸、内源性胆固醇的排泄和（或）抑制肝中胆固醇的合成等途径来调节血脂水平。

蒲黄能降低血肌酐和尿 N – 乙酰 – β – D – 氨基葡萄糖苷酶（NAG

酶），使肌酐清除率增加，减少近曲小管上皮细胞坏死及囊腔内有红细胞的肾小球数目。其水煎醇沉液对细胞免疫和体液免疫均有抑制作用，可使胸腺、脾脏萎缩，提高胸腺、脾脏 cAMP 的含量；抑制 Ea 玫瑰花百分率，大剂量抑制 Et 玫瑰花形成，并能抑制溶血素的生成。

九、没药

没药能散血去瘀、消肿定痛，可治跌损、金疮、癥瘕及经闭诸证。从没药含油树脂中分离出的 2 个固醇类成分，反式和顺式 4，17（20）–孕甾–3，16 二酮，在离体和整体试验证明有降血脂和分解脂肪作用，并可抑制肝匀浆胆固醇的合成。反式和顺式 4，17（20）–孕甾–3，16–二酮并能明显抑制 ADP、肾上腺素和 5–羟色胺诱发的血小板抑制，并可使甲状腺摄碘增加，甲状腺过氧化物酶和蛋白酶活性增加，肝脏耗氧量增加。

没药酊剂对黏膜有收敛作用，口腔、咽部溃疡时可用于口腔洗剂中；亦可用于胃肠无力时以兴奋肠蠕动。没药的油树脂石油醚提取物可明显抑制角叉菜胶与棉球肉芽肿所致炎症，其水浸剂在试管内对茧色毛癣菌、同心性毛癣菌、许兰毛癣菌等多种致病真菌有不同程度的抑制作用。

十、干姜

干姜可温中逐寒、回阳通脉，临床用于心腹冷痛、吐泻、肢冷脉微、寒饮喘咳诸症的治疗。干姜可刺激胃液分泌以促进消化功能、同时又保护胃黏膜免受胃酸的作用。其保护作用机制可能是由于干姜刺激胃黏膜合成和释放具有细胞保护作用的内源性前列腺素（PG）所致。生姜丙酮提取物可对胃黏膜损伤呈现抑制作用。同时，其可破坏胰酶中的淀粉酶，使胰酶对淀粉的消化作用显著下降。此外，生姜精油对四氯化碳所致肝损害有一定的预防和治疗作用。

其提取物姜烯酚对刺激传导系统的传导有阻滞作用，具有兴奋迷走神经及抑制心脏引起的降压作用、末梢血管收缩作用、交感神经兴奋作用等部分地参与而引起升压作用。干姜醇提物对血管运动中枢及呼吸中枢有兴奋作用。对心脏也有直接兴奋作用，还能使血管扩张，促进血液循环。

干姜能明显抑制组胺和醋酸所致小鼠毛细血管通透性的增加；对二甲苯所致小鼠耳廓炎症和大鼠蛋清性足跖肿胀有显著抑制作用，且能明显抑制肉芽组织增生，减轻幼年大鼠胸腺重量，并能使肾上腺重量增加，具有抑制垂体－肾上腺皮质系统的功能。

　　干姜的水浸出剂对伤寒杆菌、霍乱弧菌、堇色癣菌及阴道滴虫均有不同程度的抑制作用。干姜有防止血吸虫卵孵化作用，特别是提取物中含有酮性成分时作用更强，用姜粉及姜水提物的片剂或姜酮类成分的片剂给予血吸虫病患儿，可使虫卵计数下降，表明对体血吸虫有一定的杀灭作用。

　　此外，干姜中含的姜醇可使神经末梢某些活性物质释放，如使神经元释放出 P 物质、生长抑素、肠促酶肽、血管活性肠肽等。

第二节　少腹逐瘀汤的药理研究

　　少腹逐瘀汤的药理研究证实其具有调节子宫平滑肌收缩、解痉镇痛、抗炎、改善微循环。

一、调节子宫平滑肌收缩

　　少腹逐瘀汤可降低子宫收缩强度、舒张强度。可明显降低正常大鼠离体子宫自发运动的收缩和舒张强度，对缩宫素所致大鼠离体子宫强烈收缩也表现出明显抑制其收缩频率作用，说明少腹逐瘀汤有良好的子宫解痉作用，缓解子宫平滑肌过度收缩。研究发现其对离体子宫收缩的抑制作用均表现出一定程度的增强，与动物整体实验结果相一致。

　　赤芍、五灵脂、没药等组方药材所含酚苷类等化合物可能对子宫平滑肌收缩频率显示较好的活性。当归、川芎、蒲黄、五灵脂、没药等组方药材所含黄酮类、内酯类、有机酸类等化合物可能对子宫平滑肌收缩幅度或子宫肌张力显示较好活性；而当归等组方药材所含生物大分子物质则对子宫收缩显示出兴奋活性。

二、镇痛作用

　　现代药理实验表明，少腹逐瘀颗粒对小鼠非特异性炎症反应有一定的抑制作用。镇痛实验显示，本品可减少醋酸所致小鼠扭体反应次数，具有镇痛作用。[1]

　　少腹逐瘀汤可使痛经大鼠扭体反应发生率降低，同时，还能显著降低大鼠子宫中 $PGF_{2\alpha}$ 的含量和升高 PGE_2 含量的趋势；并能显著降低大鼠子宫 $PGF_{2\alpha}/PGE_2$ 的比值。说明少腹逐瘀汤治疗原发性痛经并非单一的镇痛作用，可针对病因进行治疗。另外，少腹逐瘀汤还能显著降低大鼠外周血中前列腺素 E_2 的含量，并有升高 P 含量的趋势。根据 PGs 的异常合成与雌激素过高和孕激素降低相关的理论，表明少腹逐瘀汤对

PGs 的作用可能是通过对外周血中 P、E_2 的调节作用来实现的，即该药有直接调节 E_2、P – PGs 合成系统的作用。[2]

三、抗炎作用

在抗炎实验中，少腹逐瘀汤可明显减轻塑料管所致大鼠子宫肿胀，并且对棉球所致大鼠皮下肉芽肿也有较明显的抑制作用，提示其具有抗炎作用，但无明显组织选择性。[3]

四、改善微循环

少腹逐瘀汤还可显著降低红细胞压积、全血黏度低切变率、高切变率、血浆黏度、红细胞聚集指数、红细胞电泳指数等，具有降低血液黏度、改善微循环的作用。同时，少腹逐瘀汤对环加氧酶还有着显著的抑制作用，对体外血小板聚集有着显著的影响。

参考文献

[1] 郭秋红，王鑫国，宋翠森，等．新加少腹逐瘀胶囊治疗原发性痛经的实验研究，2001，16（4）：6 – 7
[2] 郭秋红，宋翠森，王鑫国，等．新加少腹逐瘀胶囊治疗原发性痛经的机制探讨．中药药理与临床，2001，17（5）：6 – 7
[3] 叶效兰，汪晖，乐江，陈效．少腹逐瘀汤对子宫的解痉和抗炎作用．中国医院药学杂志，2002，22（6）：329 – 330